読みやすい、わかりやすい 脳梗塞　35の重要ポイント

「認知症」「寝たきり」を予防するために気をつけること

会話形式の本

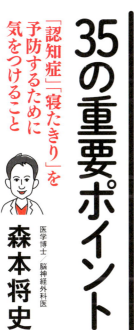

医学博士／脳神経外科医
森本将史

現代書林

はじめに

　私は医学部を卒業後、脳神経外科の世界に入ってから3年目に大阪の国立循環器病研究センターで学ぶ機会を得ました。同センターは心臓病や脳卒中など、脳と心臓の血管の病気を扱う専門施設で、国内最高レベルの研究、治療を行っています。

　ここで脳卒中を専門にする決意を固め、約25年がたった現在、脳卒中患者さんが多く集まる全国でも有数の今の病院で、日々診療に従事させてもらっています。

　脳卒中は「寝たきり」や「認知症」の主要原因といわれています。そして、脳卒中の患者さんは救急搬送されてくることが多く、治療は一刻を争います。

　そうした中、日々実感しているのは、「脳卒中はその人の人生を突然180度変えてしまう病気である」ということです。

　脳卒中は命を取りとめられた場合でも、意識が戻ったのに手足が動かない、体が起こせない、思うように歩けない、さらに、話がうまくできない、食事が上手に飲み込めないなど、後遺症が残ることが少なくありません。

　後遺症により、それまで当たり前のようにできていた「起き上がる」「歩く」「トイレに行く」といった日常生活ができなくなります。朝起きたら食事を食べ、慌てていつもの電車に乗り、職場へ……という、一見平凡で当たり前

の生活への復帰が難しいこともあります。定年後の夢であった趣味の日々が病気を境に難しくなってしまうこともあります。それを知ったときに絶望する患者さんの姿を見て、一緒につらい思いをし、励ましてきました。

　もちろん、その後のリハビリを頑張った結果、元の生活に戻ることができている患者さんもたくさんいます。残された機能を上手に使って、日常生活で自立できるようになり、新たな仕事や生きがいを見つけている人も少なくありません。

　最新治療も進み、脳卒中を発症しても後遺症をできるだけ少なくできる技術も進歩しています。それでも、脳卒中を発症せずにすめば、それが一番であることは明確です。

　私自身、50代に突入して、よりその思いが強くなりました。「もし、脳卒中で倒れたら……」と自分のこととして病気をとらえるようになってきたからです。

「もし、自分が脳卒中で倒れたら、これまでのように医者を続けることが難しくなってしまう……」

　こんな思いから、最近は若いときよりもずいぶん健康に気を使うようになりました。また、他の病気で来院される患者さんに対して、脳卒中の予防についてアドバイスさせていただくことが多くなっています。

　脳卒中の中でも特に近年、食生活の欧米化や生活習慣の影響により、発症が増えているのが「脳梗塞」で、脳卒中患者さんの約7割を占めています。この病気は主要原因が生活習慣に関わっており、予防が可能な病気です。

そこで予防の具体的な方法をお伝えできないかという思いから、本を出版することにしました。
　また近年、この脳梗塞の治療は劇的に変わり、2015年に認められた「血栓回収療法」によって、救命率、自宅に復帰できる率などが大きく向上しました。こうした最新の治療について知っておくと、万が一脳梗塞を発症してしまった場合でも慌てずにすみます。さらに、救急車の隊員に「最新治療ができる病院へ」とリクエストを出すこともできるでしょう。
　本書では、脳梗塞予防のための賢い脳ドックの利用の仕方や日常生活の中での具体的な予防法、さらに早期発見のために知っておきたい初期症状と基礎知識について、できるだけわかりやすく紹介しています。また、万が一発症した場合に知っておきたい脳梗塞急性期の最新治療についても説明しています。
　「日本一シンプルでわかりやすい脳梗塞の本」になるように、すべて会話形式で読みやすく、理解しやすく解説していますので、ぜひ興味のあるページから読み進めていただければ幸いです。

2019年3月

医学博士／脳神経外科医
森本将史

読みやすい、わかりやすい **脳梗塞**35の重要ポイント ● 目　次

はじめに ——— 3

プロローグ　脳梗塞にならないために、もっと脳梗塞のことを知ってほしい

脳梗塞は人生を変えてしまう病気 ——— 10
脳梗塞を発症してから慌てるのでは遅すぎる ——— 11
後遺症を最小限に抑える最新外科治療 ——— 12
あらかじめ治療できる施設を調べておく ——— 13
リハビリ施設の選び方も重要 ——— 15
「寝たきり」「認知症」にならないための脳梗塞予防対策 ——— 16

第1章　脳梗塞を正しく知ろう

1　脳梗塞とはどんな病気なのか ——— 21
2　脳梗塞は寝たきりの原因の最重要疾患 ——— 28

| 3 | 脳梗塞は若年性認知症の主要原因 ── 31
| 4 | 脳梗塞には3つの種類がある ── 34
| 5 | 脳梗塞は若い人にも増えている ── 38
| 6 | 脳梗塞は食生活の乱れとストレスも大きな原因 ── 41
| 7 | 脳梗塞患者の死亡者数は年間約6万人 ── 45
| 8 | 脳梗塞ではどんな後遺症が残るのか ── 49

● 本章のまとめ ── 52

第2章 脳梗塞の兆候に気づこう

| 9 | 前触れのある脳梗塞がある ── 55
| 10 | 慢性頭痛やめまいは脳梗塞と関係あるのか ── 58
| 11 | 手足のしびれは脳梗塞と関係あるのか ── 62
| 12 | 脳梗塞になりやすい不整脈(心房細動) ── 64
| 13 | 高血圧だけでなく低すぎる血圧も要注意 ── 68
| 14 | 悪玉コレステロール(LDL)に注意しよう ── 71
| 15 | 親やきょうだいに脳梗塞の人がいたら要注意 ── 75

● 本章のまとめ ── 78

第3章 最新の治療法を知っておこう

- 16 脳梗塞の治療はどこまで進んでいるのか ── 81
- 17 従来の点滴治療と最新カテーテル治療の違い ── 85
- 18 血栓回収療法の実際 ── 88
- 19 血栓回収療法を受けられる施設は限られている ── 92
- 20 脳梗塞になってしまったときの病院選び ── 94
- 21 SCU（脳卒中集中治療棟）がある病院を選ぶ ── 97
- 22 入院中にリハビリは1日どのくらい受けられるのか ── 100
- 23 いいリハビリ病院の選び方 ── 104
- 24 再発率50％（10年）に対する予防 ── 108

●本章のまとめ ── 112

第4章 脳ドックを受けてみよう

- 25 脳ドックでわかることは何か ── 115
- 26 40歳を過ぎたら脳ドックを受けるべき ── 119

27	いい脳ドック施設の探し方 ──── 123
28	脳ドックで認知症と脳卒中が予知できるのか ──── 127
29	脳梗塞が見つかったらどうするのか ──── 130
30	脳ドックで予知できる脳卒中は3割 ──── 133

●本章のまとめ ──── 136

第5章 脳梗塞を予防しよう

31	脳梗塞にならないために血圧を意識する ──── 139
32	食事管理や運動は脳梗塞予防に効果的 ──── 143
33	脳梗塞予防に水分補給は不可欠 ──── 146
34	自律神経のバランスを意識しよう ──── 150
35	薬に頼りすぎないことがこれからは大切 ──── 154

●本章のまとめ ──── 157

おわりに ──── 158

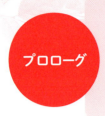

プロローグ 脳梗塞にならないために、もっと脳梗塞のことを知ってほしい

脳梗塞は人生を変えてしまう病気

　世界の中で最速に高齢化社会を迎える日本において、今脳卒中（脳血管障害）が注目されてきています。その原因は、脳卒中が高齢化社会において誰もが避けたい**「寝たきり」や「認知症」の最大原因の1つ**といわれているからです。

　脳卒中の患者数は120万〜140万人とされていて、1年間に新たに30万人が発症するともいわれており、その約半数は介護が必要になります。

　そして、**脳卒中の7割が脳梗塞**です。脳梗塞は脳の血管が詰まったり、狭くなったりして起こる病気です。

　実際、脳梗塞は多くの人にとって身近な病気であると思います。家族や親戚、友人、職場の仲間などに発症された方が少なからずいるのではないでしょうか。

　長嶋茂雄さんや小渕恵三元首相をはじめとして、脳梗塞を発症した有名人も複数思い浮かべることができます。

　1960年代までは脳卒中の中でも脳出血が圧倒的に多く発症していましたが、高度経済成長期のあたりから、脳出血が減り、脳梗塞がうなぎのぼりに増えてきました。

塩分摂取量が減り、国民の健康意識が高まることで血圧管理がなされていく一方で、脂質の多い食事（食の欧米化）やストレスなどが増えたことが背景にあると思われます。

　近年は30代〜40代の若い人が救急搬送されてくるケースも増えました。命に関わる病気というと、がんに注目が集まりがちですが、人生に関わる病気として脳梗塞もまた、見過ごせない病気なのです。

脳梗塞を発症してから慌てるのでは遅すぎる

　ところで、脳梗塞を発症した場合、命が助かるかどうかや、重い後遺症が残るかどうかは「運次第」と思っている人が多いようですが、これはちょっと違います。確かに脳梗塞のタイプや起こった部位によって、予後（どの程度回復するかという見通し）に差が出てくることは事実です。

　しかし、これと同じくらい予後に関わってくるのは、発症後にどんな治療を受けることができるかです。

　私は救えなかった患者さん、重い後遺症が残った患者さんを見るたび、「あと少し早く来てくれたら……」という思いにさいなまれることが多いのです。

　実は脳梗塞の治療は近年、劇的に進歩しており、2015年に広く

効果が認められた最新の治療法が現在、注目を集めています。

これは「血栓回収療法」という方法で、詰まった脳の血管に細い管（カテーテル）を入れて血栓を回収する治療です。

この治療以前に広く行われていた方法は、脳に詰まった血栓を「t-PA（組織プラスミノーゲン・アクチベータ）」という薬で溶かす点滴治療でした。ただ、この点滴治療は発症から4時間半以内に行う治療と限定されており、大きな血栓には効果が小さく、点滴を施しても血栓が溶けずに再開通しないという症例も多々ありました。

しかし、カテーテルを用いたこの新たな血栓回収療法は、再開通率が点滴治療より圧倒的に高く、治療開始までの時間にも猶予ができました。当初は発症から6時間以内で有効とされていたのが、最新の研究では発症から24時間以内であっても、脳梗塞の状態次第で患者さんを救えることが明らかになってきました。つまり、この治療がより多くの脳梗塞患者を救えることが実証されてきたのです。

後遺症を最小限に抑える最新外科治療

当院は脳梗塞をはじめとする脳卒中の基幹病院であり、血栓回収療法は脳梗塞治療の主軸となっている治療で、劇的な効果を日々目の当たりにしています。例えば脳梗塞を発症し、言葉が出ない状態

で運ばれてきた80代の女性。命の危険がありましたが、血栓回収療法で一命を取りとめ、治療後すぐにベッド上で言葉が出てくるようになりました。

　これは、たまたまテレビ番組の取材時の出来事で、その様子が番組の中でも放映されたケースですが、ご本人の了解を得て、本書でも詳しい内容を紹介しています。細い血管にわずか2ミリのカテーテルを挿入していく操作はとてもデリケートで、緊張をともなう作業です。また、時間との戦いでもありますが、患者さんを1人でも多く救いたいという思いで、スタッフたちとともに必死で取り組んでいます。

あらかじめ治療できる施設を調べておく

　明らかな効果が確認されている血栓回収療法ですが、残念ながら現在のところ、全国の脳梗塞を治療する病院の中でも一部の施設でしか行われていません。いかによい治療とわかっていても、治療の技術は短時間で身につけられるものではありません。また、血栓回収療法のできる設備とともに、医療スタッフの体制を整える必要があるからです。

　冒頭で、発症後にどんな治療を受けることができるかが予後に関

わっていると申し上げたのは、第一にこうした事情があるからです。もちろん、脳梗塞を発症した場合、救急隊が「この患者さんは血栓回収療法の適応になりそうだ」とわかれば、治療のできる病院に搬送してくれることもありますが、それも地域によって異なります。いずれにせよ、ご家族があらかじめそうした施設を知っていることで慌てずにすみます。

　また治療においては、術後の管理体制も予後に大きく影響します。脳梗塞治療のいい病院の条件は、専門医を含むスタッフが揃っているとともに、脳卒中の集中治療病棟であるSCU（Stroke Care Unit）が院内に設置されていることもポイントになります。

　ご家族が急病で救急搬送されたご経験のある人はわかると思うのですが、救急搬送先では、画像の検査、手術の準備、さらに家族への説明と手術の同意など、さまざまな準備が必要で、テレビや映画のようにすぐさま処置とはなりません。

　しかし、脳梗塞治療では、いかにこの手順をすばやくできるかが患者さんの予後にダイレクトに影響してきます。その速さを実現するのは、スタッフの充実度とチームワークです。

　また、SCUは脳卒中の専門医が24時間配置されていることのほか、看護師の看護体制も手厚く、リハビリテーション（以下、リハビリ）の体制も整っています。SCUで治療をすることにより、死

亡率が減り、入院期間も短くすむうえ、日常生活能力や生活の質の改善度が、そうでない場合と比較して高いことが明らかになっているのです。

リハビリ施設の選び方も重要

　なお、リハビリについて触れましたが、脳梗塞では急性期の治療が一段落したら、次に重要なのがリハビリです。リハビリは、手足の麻痺などの後遺症をできるだけ残さないようにすること、残された機能を訓練してできるだけ発症前の日常生活に戻れるようにすることを目的に行う治療です。

　かつてのリハビリは、発症後はしばらくの間、ベッド上での安静が基本で、しばらくたってから本格的なリハビリへという流れが主流でした。

　しかし、安静にしすぎると筋肉が短期間で衰え、廃用性症候群を起こし、健常な手足までも弱ってしまうリスクが高いことがわかりました。高齢者の患者さんには入院中に認知症の症状が出てしまう方もいます。

　そこで最近では発症後、早い人では翌日からすぐにベッド上でリハビリを行う「早期リハビリ」を開始します。そしてその後、ベッ

ドから離床できるようになったら、回復期リハビリ病棟のある施設に転院し、日常生活に向けた本格的なリハビリを実施するという流れになってきています。こうした効果的な最新のリハビリを受けることができるかどうかも、予後に大きく関わってきます。

「寝たきり」「認知症」にならないための脳梗塞予防対策

　このように脳梗塞の治療では、日ごろから知っておくと役立つことがたくさんあります。

　厚生労働省によれば、日本人の平均寿命（2016年）は過去最高を更新し、男性も80歳を超えています。それに対し、介護なしで日常生活を過ごせる期間として健康寿命というものもあります。2013年のデータによると、平均寿命との差はおよそ10年もあり、70代からは介護が必要な人が増えているという現状があります（次ページ図１）。また、介護を受ける人の**寝たきり（要介護５）**になった原因としては、第1位が脳卒中（脳血管疾患）で約30%を占めています（次ページ図２）。

　脳梗塞を含む脳卒中では、死を免れた場合でも後遺症として障害が生じたり、認知症などさまざまな合併症がきっかけとなって、寝たきりの最大の原因になるということです。

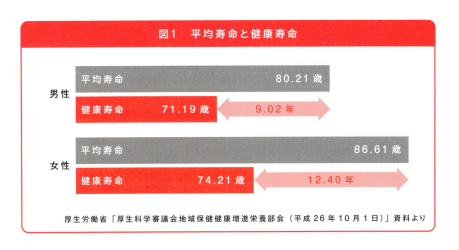

図1 平均寿命と健康寿命

男性 平均寿命 80.21歳 / 健康寿命 71.19歳 / 9.02年
女性 平均寿命 86.61歳 / 健康寿命 74.21歳 / 12.40年

厚生労働省「厚生科学審議会地域保健健康増進栄養部会（平成26年10月1日）」資料より

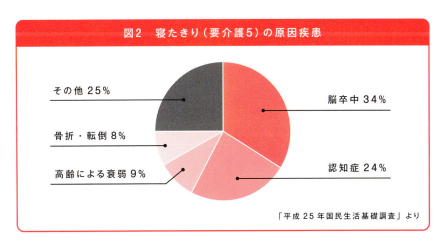

図2 寝たきり（要介護5）の原因疾患

- 脳卒中 34%
- 認知症 24%
- 高齢による衰弱 9%
- 骨折・転倒 8%
- その他 25%

「平成25年国民生活基礎調査」より

高齢化社会の中で生き生きと過ごすためには、脳梗塞対策は欠かせないものといえるでしょう。

　この本は、「寝たきり」や「認知症」になる人を１人でも減らしたいという思いで、脳卒中の中でもその圧倒的割合を占める「脳梗塞」の予防と治療について、みなさんが知っていたら役に立つ情報を書きました。

　脳梗塞の最新治療はもちろん、脳梗塞という病気の正体や本格的な発作の前に起こる前触れ兆候、予防のための脳ドック、生活習慣病対策など、知っておいていただきたい知識をわかりやすく会話形式で紹介しています。難しい医療用語もできるだけ使わないようにして平易にしました。

　ご自身はもちろん、大切な家族を守るためにも、脳梗塞治療の最新知識を頭に入れていただき、役立ててください。

第1章

脳梗塞を正しく知ろう

この章では……

　脳梗塞にならないためには、まず病気についてよく知ることが大切です。そこでこの章では、脳梗塞の理解を深めてもらうために、脳梗塞の正体についてわかりやすく解説し、脳出血、くも膜下出血などとの違いについても説明していきます。また、脳梗塞には3つの種類があることとともに、それぞれが発症する原因やプロセス、さらには脳梗塞によって起こる後遺症についても触れておきます。

登場人物

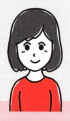

幸子さん

40代主婦。健診で大きな病気を指摘されたことはないが、50代を前にして健康に注意しなければと意識しはじめ、普段から食事や運動などに気をつけている。

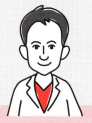

Dr. 森本

森本将史先生（横浜新都市脳神経外科病院院長）。脳血管障害治療のエキスパート。脳卒中の予防策としてライフスタイルの改善にも積極的に取り組んでいる。

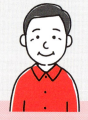

和夫さん

50代会社員。健診で血圧が高めといわれているが、生活には無頓着。周囲には脳梗塞で倒れた人が複数いて、自分も脳梗塞を起こさないだろうかと少し心配になっている。

1 脳梗塞とはどんな病気なのか

幸子さん 小渕恵三元総理や映画監督の大島渚さん、巨人軍名誉監督の長嶋茂雄さん、元東京都知事の石原慎太郎さんをはじめ、脳梗塞になった有名人ってけっこういますよね。

和夫さん 仕事の関係者にも脳梗塞で倒れた人が何人かいます。その中にはリハビリ後に職場に復帰してきた人もいますが、残念ながら後遺症のために働けなくなった人もいます。

幸子さん ご近所にはご主人が脳梗塞の後、寝たきりになってしまって、介護に追われている方がいます。ご主人が働き盛りだったこともあり、またお子さんもまだ小さいので、経済的にも大変だと聞きました。

和夫さん 脳梗塞って、それまで元気だった人が、ある日突然、いきなり倒れるという印象があります。
私も健康には自信があるほうですが、血圧がやや高めということもあり、自分の身にもある日突然、発作が起こる可能性があると思うと少し怖いですね。

Dr. 森本 親しい人が脳梗塞を発症すると、みなさんショックを受けるものです。しかし、そのことをきっかけに、脳梗塞に興味を持つことはとてもよいことだと思いますよ。
実は意外に知らない方も多いのですが、**脳梗塞の多くは、**

ちょっとした心がけで予防できるものなんですよ。
ですから、むやみに怖がることはないんです。今日は脳梗塞についてわかりやすく解説しますので、ぜひ理解してもらって、ご自身やご家族の健康に役立てていただきたいと思います。

和夫さん　はい。まずは脳梗塞がどんな病気かを教えてください。
Dr.森本　わかりました。脳梗塞を含めて脳卒中について説明していきましょう。

　突然発症する脳血管の病気（脳卒中）には脳梗塞のほかにも、脳出血、くも膜下出血などがあります（図3）。

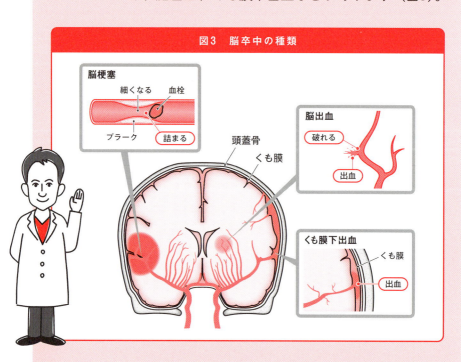

図3　脳卒中の種類

脳梗塞との違いがわかりにくいという方が多いのですが、おおまかに分けると、前ページの図3のように、脳の血管が破れるのが「脳出血」と「くも膜下出血」で、血管が狭くなったり、詰まったりするものが「脳梗塞」と考えていただければいいと思います。
　これらの病気はどれも脳の血管の障害によって突然起こる、「卒然として中（あた）る」病気ということから、まとめて「脳卒中」と呼ばれています。

幸子さん　なぜ脳卒中になると手や足が麻痺したりするのですか？
Dr. 森本　これについてもわかりやすく説明しますね。

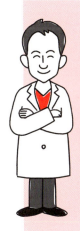

　脳を構成する主役は「神経細胞」という細胞です。この神経細胞を働かせるために酸素や栄養を送っているのが脳の血管です。
　このため、脳の血管が詰まったり、破れて出血したりすると、その部分の血流が途絶えてしまい、神経細胞に酸素や栄養が届けられなくなります。すると、神経細胞が壊死してしまい、その部分の機能が失われてしまうのです。壊死をする範囲が広ければ、命の危険も出てくるというわけです。

幸子さん　なるほど、そういうことなんですね。
　　　　　　ところで、脳卒中の中で、特に脳梗塞が問題といわれるのはなぜなんでしょうか？
Dr. 森本　みなさんにとって、一番身近であり、発症する危険性が

高いのが脳梗塞だからです。日本の**脳卒中の患者数は120万〜140万人**もいるといわれていますが、このうち**7割が脳梗塞**の患者さんで、一番多いのです（図4）。

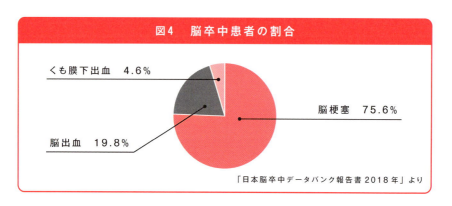

図4　脳卒中患者の割合

くも膜下出血　4.6%
脳出血　19.8%
脳梗塞　75.6%

「日本脳卒中データバンク報告書2018年」より

実は1960年代頃までは脳出血になる方のほうが圧倒的に多かったのです。

しかし、1970年代から90年代にかけて、脳出血が減る一方で、脳梗塞がうなぎのぼりに増えてきました。

かつての日本は、食事の塩分過多により、脳出血の原因となる高血圧の患者さんが多かったうえに、国民全体に予防という意識がまだまだ低く、高血圧とわかっていても、降圧剤を服用しない状態で放置されている人がたくさんいました。

その後、日本が豊かになって、食事の欧米化が進み、コンビニやファストフードが普及して、脂質の多いものを摂るようになったことで、逆に血管が詰まりやすくなり、脳梗塞が増えてきたということが考えられます。

また後で説明しますが、ストレスも脳梗塞を発症しやす

くさせる要因です。

なお、くも膜下出血は一定の患者さんが発症しますが、脳梗塞と比べれば数は少なく、生まれ持って発症しやすい先天的な要因も大きいといわれています。

和夫さん 脳梗塞はお年寄りに多い病気といわれますが、周囲を見ていると若い人にも珍しくないという印象です。

Dr.森本 その通りです。高齢者ほど脳梗塞が起こりやすくなるのは事実ですが、近年、若い人に増えていることが専門家の間で問題視されています。

実際、30代、40代で救急搬送されてくる人も珍しくありません。芸能界でも歌手の徳永英明さん（脳梗塞の一種であるもやもや病）やミスチルの桜井和寿さんなど、若くして発症したケースがニュースになっているのも記憶に新しいと思います。

幸子さん なぜ、若い人が脳梗塞を起こすのですか？

Dr.森本 では、わかりやすく説明しますね。

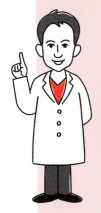

脳梗塞の主要原因として、脳の血管に起こる動脈硬化があります。

動脈硬化とは血管の壁が厚く硬くなり、内側にコレステロールなどがたまって血液の流れが悪くなる病変のことです（次ページ図5）。これは血管の老化現象ともいえるもので、健康な人でも高齢になると、ある程度進行しますが、糖尿病や高血圧、脂質異常症、肥満、心臓疾患などがあると悪化のスピードが速くなります。また、大量飲酒や喫煙も動脈硬化を促進します。

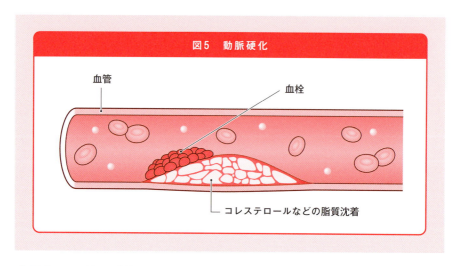

図5　動脈硬化

幸子さん　若い時期から、生活習慣病には注意しなければいけないんですね。

Dr. 森本　もう１つ、脳梗塞に注目すべき理由は、この病気が**「寝たきり」や「認知症」の大きな引き金になっている**ということです。

冒頭で幸子さんが友人のご主人についておっしゃっていましたが、**寝たきりの原因として一番多いのが脳卒中**なのです。

また、社会問題となっている認知症ですが、特に65歳未満で発症する「若年性認知症」の原因疾患の第１位は「脳血管障害」であり、約４割を占めているのです（次ページ図６）。

さらに、アルツハイマーの患者さんの中にも脳卒中の既往のある人が多いといわれており、統計よりも脳梗塞は認知症の原因に大きく関与しているとされています。

脳血管性認知症は、症状の出ない小さな梗塞（ラクナ梗

塞＝35ページ図8参照）が多数出現して起こる「多発性ラクナ脳梗塞」が原因になることも多いんです。

この多発性ラクナ脳梗塞は症状が出ないことが多く、別名「隠れ脳梗塞」とも呼ばれていて、明らかな発作がないまま、物忘れなどの症状が少しずつ進行していくことも多いのです。

2 人 えーっ！！

Dr. 森本 お2人にとっても、多くの読者のみなさんにとっても、認知症は一大関心事でしょう。実は脳梗塞が認知症の引き金になることはまだまだ知られていません。

認知症の予防や物忘れの対策として、脳を鍛えるパズルや塗り絵などが話題になっています。もちろん、こうした刺激も大事ですが、なにはともあれ、まずは「脳梗塞にならないようにすること」が大切なのです。

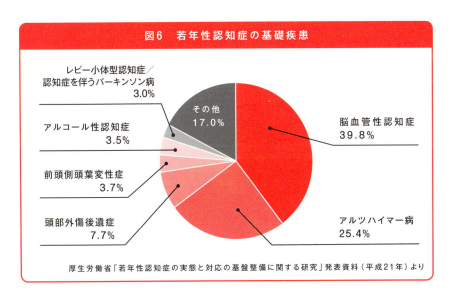

図6　若年性認知症の基礎疾患

- レビー小体型認知症／認知症を伴うパーキンソン病　3.0%
- アルコール性認知症　3.5%
- 前頭側頭葉変性症　3.7%
- 頭部外傷後遺症　7.7%
- その他　17.0%
- 脳血管性認知症　39.8%
- アルツハイマー病　25.4%

厚生労働省「若年性認知症の実態と対応の基盤整備に関する研究」発表資料（平成21年）より

第1章　脳梗塞を正しく知ろう

2 脳梗塞は寝たきりの原因の最重要疾患

幸子さん 脳梗塞で寝たきりになってしまう人は、どのくらいいるのでしょうか？

Dr.森本 具体的な数字は出ていませんが、かなり多いと推測されます。

2013年の調査によると、寝たきり（要介護5）の原因疾患のうち、脳卒中が34％と一番多いのです。さらに、認知症の1／3も脳卒中が原因といわれていますから、**寝たきりの4割が脳卒中が原因ということになります**（図7）。

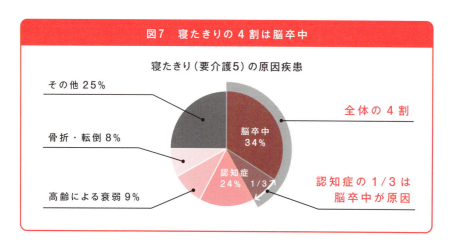

図7　寝たきりの4割は脳卒中

和夫さん	なぜ脳卒中によって寝たきりになってしまうのですか？
Dr. 森本	脳卒中という病気は1人1人症状は違うものの、後遺症として麻痺が起こったり、意識障害などを起こしたりすることが多いですよね。 これらの症状があると、総じてベッドでの生活が長くなっていきます。すると、全身の筋肉はどうしても弱っていきますよね。
和夫さん	若いときに骨折で入院したことがありますが、筋肉がガクンと落ちて一歩を踏み出すのも大変でした。
Dr. 森本	そうですね。健康な人でさえそうなのですから、麻痺を起こしている人の場合にどうなるかは想像がつくと思います。 実は麻痺を起こしている手や足を動かさないままでいると、2週間くらいで萎縮し、また動かそうとしても、それができなくなるといわれています。 高齢で脳卒中を発症した場合、回復がけっこう難しいのです。
幸子さん	2週間で手足の筋肉が萎縮するなんて、びっくり！
Dr. 森本	これを専門用語で**「廃用性症候群」**といいます。 ベッドでの生活が長くなると、筋力はもちろん、臓器の機能低下も起こりやすくなります。床ずれなども起こってきます。 特に高齢者の場合は、もともと全身の筋力が落ちていることが多く、他の病気なども合併していることが多いので、入院をきっかけに寝たきりになりやすいのです。
和夫さん	だからリハビリが大事だといわれているんですね。

Dr. 森本　その通りです。現在では、発症翌日から始める「早期リハビリ」が推奨されています。

幸子さん　日本では、リハビリの技術が発達しているのではないんですか？

Dr. 森本　はい。リハビリ専門の医師も徐々に増え、体制は整ってきています。
　　　　また、最近では入院当日からリハビリを実施する病院も増えてきました。「急性期リハビリ」というものですが、これはできるだけ早くリハビリを開始できるかどうかが回復度に大きく関わっているということが明らかになってきたためです。
　　　　とはいえ、やはり脳梗塞を含む脳卒中にならないように努めることが一番なんですね。

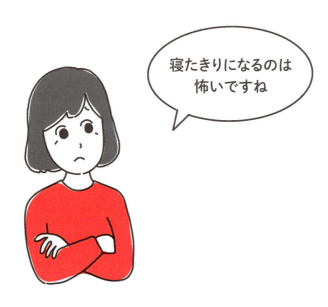

3 脳梗塞は若年性認知症の主要原因

幸子さん 先ほどのお話で、脳梗塞から認知症になることもあるということでしたが、なぜ脳梗塞になると認知症を発症しやすいのですか？

Dr.森本 まず、その前に認知症がどんな病気なのかについて解説しましょう。

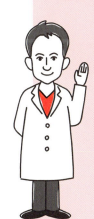

　認知症は脳の病気によって、「ものを覚えること」や「会話を理解すること」「出来事を判断すること」などの認知機能が障害される病気です。

　原因となる病気によっていくつかの種類に分かれています。みなさんがよく耳にするのが「アルツハイマー型認知症」だと思いますが、これが若年性認知症（65歳未満で発症）になると、「脳血管性認知症」が第1位になります（27ページ図6参照）。

　さらに、この脳血管性認知症を引き起こす主な原因が脳梗塞なのです。

　脳梗塞から認知症になるメカニズムはそう難しいものではなく、脳梗塞で脳血管の血流が途絶えると、その部分の脳細胞が死んでしまうためです。

和夫さん 脳梗塞を起こした患者さん全部が認知症になってしまうんですか？

Dr. 森本 決してそうではありません。なぜなら、脳梗塞で血管の詰まる場所は人それぞれで、その部位によって出てくる症状も麻痺であったり、言語の障害であったりとさまざまです。

ただ、気をつけないといけないのは、脳血管性認知症は、こうした救急車で運ばれるような重い脳梗塞だけではなく、無症状、もしくは軽度の症状しかあらわれない、微細な血管が詰まる「ラクナ梗塞」も発端になっていくということです。

幸子さん そんな小さい梗塞なのに、なぜ認知症を引き起こすのですか？

Dr. 森本 小さい梗塞巣でも多発すると徐々に脳の機能低下があらわれます。ラクナ梗塞は症状があらわれにくい脳梗塞であることから、「無症候性脳梗塞」「隠れ脳梗塞」ともいわれます。

つまり、症状がないために脳梗塞であることに気づかず、見過ごされてしまうことが少なくないのです。同じことを何度か繰り返すうちに、小さな脳梗塞が増えていき、それにともなって認知症の症状が少しずつ進行していくのです。それが**若年性認知症を引き起こす主要原因**になっているのです。

和夫さん それはやっかいだ。どうにかして見つけることは……。

Dr. 森本 健康な人の場合は脳ドックが唯一の手段です。画像に写らない微細な血管もあるので、発見率100％とはいきま

	せんが、それでも早期発見という点で大いに役立つと思います。
幸子さん	でも、怖いわ。脳ドックでラクナ梗塞が見つかったらどうすればいいのかしら……。
Dr. 森本	必要以上に恐れる必要はありません。というのも、**ラクナ梗塞は年をとれば誰にでも認められる血管の老化現象**です。もう少し具体的にいうと、動脈硬化によって血管壁が厚くなり、脳実質内の末梢の細い血管（0.1～0.5ミリ）が詰まって生じた脳梗塞です。 いわば皮膚の老化であらわれる「顔のしみ」と同じで「脳のしみ」のようなものですから、ラクナ梗塞があっても症状がなければ経過観察になります。日常生活の管理を強化して「老化を予防しよう」と心がければよいのです。
和夫さん	脳ドックって大事なんですねえ。
Dr. 森本	ドックのほかに、もっと大事になってくるのが生活習慣病の対策です。実はラクナ梗塞は糖尿病、高脂血症、高血圧などの基礎疾患がある人ほど多く、しかも若い時期からあらわれます。また、タバコや大量の飲酒も大きな危険因子です。 具体的には30代～40代から梗塞は見つかりますが、**年齢に比べてラクナ梗塞が多い人は脳の老化が進んでいるということを意味しますし、認知症のリスクも高くなるということ**です。 和夫さんは高血圧気味だということですから、きちんと血圧をコントロールしたほうがいいでしょうね。

4 脳梗塞には3つの種類がある

幸子さん 脳梗塞にもいくつか種類があるのでしょうか？

Dr. 森本 脳梗塞のタイプは3つあります。次ページのイラストとともに簡単に説明しますね。

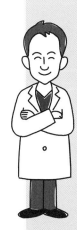

　脳梗塞は血管が詰まる原因によって分類されています。先ほどご紹介した「ラクナ梗塞」のほか、「アテローム血栓性脳梗塞」「心原性脳梗塞」というタイプがあります（次ページ図8）。

　もう一度いうと、ラクナ梗塞は微細な血管が詰まるものです。

　これに対して、アテローム血栓性脳梗塞は、比較的太い脳血管の動脈硬化によって起こる脳梗塞です。動脈硬化とは、動脈にコレステロールや中性脂肪などがたまって（たまったものをアテロームという）、動脈の内腔が狭くなるものです（26ページ図5参照）。

　もう1つの心原性脳梗塞は、不整脈や人工弁などで心臓にできた血の塊が脳に流れて脳血管を詰まらせる脳梗塞です。検査で脳血管が正常であっても、前触れなく起こるものなので、とても注意が必要になります。

図8 脳梗塞の種類

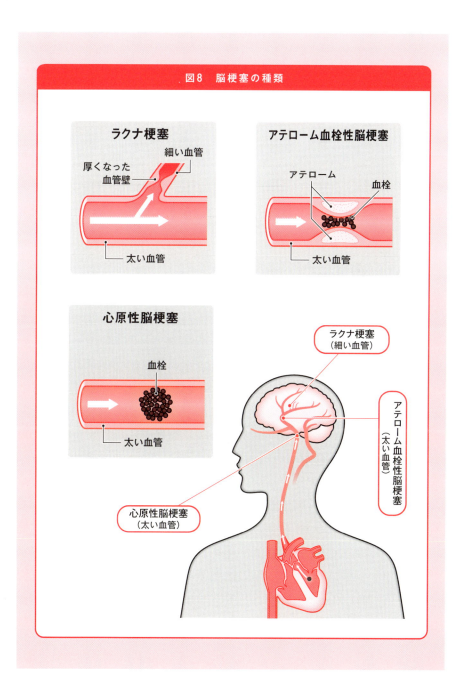

和夫さん 脳梗塞の症状は、はっきりあらわれるのでしょうか？

Dr.森本 アテローム血栓性脳梗塞は太い血管に多い梗塞ですから、ラクナ梗塞と違って症状は出やすいです。

また、血管が徐々に狭窄していくので大きな発作が起こる前に「前触れ発作」が出やすいのもこのタイプの特徴です。

医学的にはTIA（一過性脳虚血発作）というもので、言葉が出ない、手足がうまく動かせない、といった症状があらわれますが、ほんの数分から長くても24時間以内に消えます。

TIAを認めた人のうち約30％が5年以内に本格的な脳梗塞に見舞われるという報告もあります。

和夫さん なぜ一時的な症状で改善するのでしょうか？

Dr.森本 先ほど申し上げたアテローム梗塞は、脱水などで一時的に血流が不足したり、図5（26ページ）のようなアテローム（コレステロールのたまり）から血栓が遊離して末梢の脳血管に詰まったものが再び開通するため、小さいものであれば、短時間で自然に症状が治まってしまうことが少なくないのです。

ただし、一過性であるとはいえ、同じような生活習慣を続けていると、数年以内に本格的な発作を起こす可能性は当然、大きくなります。

逆にいえば、**TIAの段階でいかに見つけるか**も発症予防の大きなポイントになります。薬などを使って予防的な治療もできますからね。

問題は、もう1つの心原性脳梗塞のほうです。

幸子さん　さっき初めて知った名前です。

Dr. 森本　巨人軍名誉監督の長嶋茂雄さんや小渕恵三元総理が発症した脳梗塞がまさにこのタイプです。心原性脳梗塞というとわかりにくいですが、簡単にいえば、心臓にできた血の塊が脳に流れてきて脳血管が詰まることによって起こる脳梗塞ということです。

和夫さん　長島さんは健康そうに見えたので、倒れたと聞いて大変ショックでした。このタイプの脳梗塞は突然、発作が起こり、予防が難しいと聞いています。

Dr. 森本　確かにこのタイプの脳梗塞には前触れがほとんど見られません。

一方、心臓の中にできる血栓は概して大きいので、脳の太い血管で詰まりやすく、それだけ大きな梗塞になりやすいのです。当然、発作の症状も強くあらわれ、後遺症も重くなりがちなのです。

幸子さん　やはり、予防は難しい？

Dr. 森本　前触れを感じ取ることは難しいですが、**心原性脳梗塞の原因のほとんどは心房細動**という不整脈であり、これを予防することで発症を防ぐことができます。

心房細動は加齢のほか、高血圧、拡張型心筋症や心肥大といった心臓病などがリスクになります。このほか、飲酒や喫煙、過労、ストレス、暴飲暴食、睡眠不足など不規則な生活も原因であるといわれており、日ごろの生活習慣を改善することで、かなりの部分は予防できると考えています。

5 脳梗塞は若い人にも増えている

幸子さん 脳梗塞はお年寄りの病気だと思っていたのですが、違うのでしょうか？

Dr. 森本 それはある意味で正しいです。というのは、脳梗塞の主な原因は、血管の老化である「動脈硬化」で内腔が細くなることですから、年をとればとるほど、脳梗塞の患者さんは多くなります。

一方で、最近は若い患者さんが増えてきていることが注目されています。

和夫さん 本当にそう思います。なにしろ、周囲でも働き盛りで倒れる人が珍しくないのですから……。

Dr. 森本 勤労者世代における脳卒中の実態を調べた調査では、**年代のピークは70代**で、80代以降の患者数が増える半面、脳梗塞や脳出血は**30代〜50代の働き盛りで年々増えている**という結果が出ています。

幸子さん 30代〜50代で発症する方がいるというのは驚きです。

Dr. 森本 現在の30代〜50代は豊かな時代に生まれ、インスタント食品やコンビニなどの普及によって食生活が激変した世代です。インターネットも普及し、生活習慣がそれ以前の生活とは大きく変化しています。

若くしてメタボリックシンドロームや生活習慣病になる人が増えていることはご存知ですか？

生活習慣病のうち、動脈硬化を促す要因として、最も危険なのが高血圧ですが、すべてのタイプの脳梗塞に関連します。

次に問題となるのが糖尿病です。いずれも若い世代で増えていますね。

ちなみに、糖尿病の人たちは、そうでない人よりも2〜3倍も脳梗塞を起こす危険が高いことがわかっています。

幸子さん なぜ糖尿病から脳梗塞が起きるのですか？

Dr. 森本 血糖値が高い状態が続くと血管内皮が障害されて、動脈硬化が進みやすく、これが引き金となってアテローム血栓性脳梗塞のリスクが高まるのです。

和夫さん 糖尿病が脳梗塞の引き金になるとは知りませんでした。注意しないと……。

Dr. 森本 糖尿病についてはさまざまな予防対策を啓発していますが、減るどころか増えているのです。

厚生労働省は2017年に国民健康・栄養調査の結果を発表しました。それによると、採血の結果で糖尿病が強く疑われる成人（糖尿病有病者）は、2012年よりも50万人増えて約1000万人と推計されたということで、新聞の一面に取り上げられました。

幸子さん 私も新聞で読んで驚きました。生活習慣病に関心はあるのですが、なかなか自分の問題としてとらえられないんですね。

Dr. 森本 生活習慣病は「サイレントキラー」と呼ばれるように、

病気が進行しても、痛くもかゆくもないので、気づきにくいですし、数値が異常を示していても、危機感がなかなか持てませんよね。

しかし、糖尿病は一度発症すると完治させるのは難しい病気です。

ですから、できるだけ早目の対策をしましょう。具体的には食事のバランスに注意したり、運動を習慣づけて肥満にならないことです。

和夫さん メタボ健診では数値が少し高いくらいだと、「気をつけてください」で終わってしまうことが多いのではないですか？

Dr. 森本 必要に応じて病院や保健所などで生活指導や栄養指導を受けるようにいわれるはずです。

その場合は面倒くさがらずに、きちんと話を聞きに行くこと。明らかに病気の領域に入っている場合は、医療機関を受診しましょう。

6 脳梗塞は食生活の乱れと ストレスも大きな原因

幸子さん 脳梗塞が若い人に増えてきた背景に食生活の変化が影響しているということで、40代である我々の世代も注意しなければならないと思いました。

Dr. 森本 日本で、欧米人に多い脳梗塞といわれるアテローム血栓性脳梗塞が増えてきた原因の1つは、食べ物にあると思います。

先ほど申し上げましたが、カロリーが高い食事を続けていると、糖尿病など動脈硬化を促進させる生活習慣病も発症しやすくなります。

幸子さん 私はコレステロールが高めといわれていることもあって、野菜と魚を意識して摂るように努めています。あと、食用油はシソ油を使っていますが、どうでしょうか？

Dr. 森本 どれもコレステロールを下げる働きのある食品なのでよいと思います。

和夫さん そういえば、会社の女性が動脈硬化の予防にポリフェノールがいいとかよくいっていたな。ポリフェノールはチョコレートやワインに多いと聞きましたが、本当に体にいいのでしょうか？

そうだとしたら、お酒が好きなので、ワインをたくさん

　　　　　　飲みたいなと（笑）。
Dr. 森本　ポリフェノールに動脈硬化の予防効果があるのは事実です。ただし、１つの食材にだけ偏って摂るというのはあまりおすすめできませんね。食事はバランスが大事ですから。
　　　　　　それから、和夫さんはお酒が好きということですが、実は、飲酒も脳梗塞のリスクを高める要因の１つなので注意が必要ですよ。
　　　　　　というのも、アルコールを大量に摂ると脱水症状が起こりますからね。二日酔いで翌朝起きたら、のどがカラカラになっていることがありますよね。脱水症状は血液をドロドロにするので脳梗塞にとっては危険なのですよ。とはいえ、アルコールはストレス解消にもなりますし、よい面もあります。あまり神経質になりすぎず、適量をおいしくいただくようにしてください。
　　　　　　それからお酒を飲むときは、水分補給を意識するようにしてくださいね。**酒席の途中から水やウーロン茶を積極的に飲むようにする**のが賢明です。他にも禁煙など、予防で注意していただきたいことはいくつかありますが、それはまた、予防の章でお話しましょう。
幸子さん　先ほどストレスのお話が出ましたよね。
　　　　　　今、ストレスっていろんな病気との関わりが注目されていますけれども、やっぱりストレスは脳梗塞にもよくないんでしょうか？
和夫さん　そういえば、脳梗塞で倒れた人たちを見ると、仕事が忙しくて休みをとれないなど、ハードな生活でストレスを

抱えていたというケースが多いように思いますね。

Dr. 森本 ずばり、**ストレスはよくない**です。これはストレスが続くと自律神経のバランスが崩れて交感神経が緊張するために、血管が収縮して、血圧が高くなったり、末梢の血流が悪化したりと脳梗塞を起こしやすい環境が揃ってしまうためです。

中高年女性を対象にした調査ですが、ストレスの多い人はストレスの少ない人の2倍も脳卒中で死亡する率が高いという報告があります。

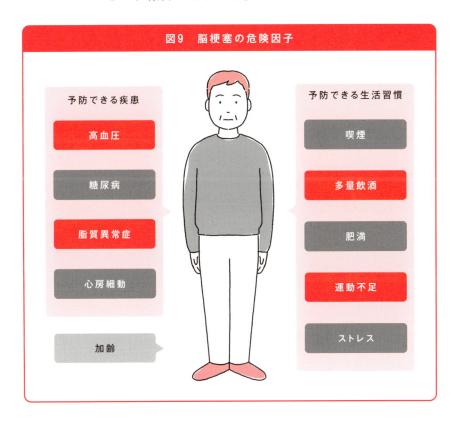

図9 脳梗塞の危険因子

第1章 脳梗塞を正しく知ろう　43

また、和夫さんがおっしゃっていましたが、ストレス状態が続いている方というのは、睡眠不足だったり、休みがとれずに過労気味であったり、食事にも問題があるケースなど、複数の問題を抱えている人が多いことも問題なのです。

幸子さん　やはり、働きすぎはよくないですよね。男性も自分の健康意識を高めるべきですよ。

和夫さん　男性の場合、仕事人間が多いので、なかなか難しいですよね。それで、ついつい運動不足になり、お酒に逃げてしまうことが多いのかもしれません。

Dr. 森本　そのような人には、まずウォーキングなど軽い運動を始めることをおすすめします。

　第5章で解説しますが、適度な運動には脳の活性物質であるドーパミンを分泌させる効果があります。うっすらと汗をかくくらい運動していると、カロリーも適度に消費できますし、ストレス解消が期待できます。

　通勤時間や休日のわずかな時間を利用してやってみてください。

　運動することで血液循環が良好になって、カロリーが消費されてくると、血圧も下がり、血糖値も下がります。つまり、運動をするとストレス解消以外にもいいことがたくさんあるのです。

7
脳梗塞患者の死亡者数は年間約6万人

幸子さん 　脳梗塞で亡くなる人はかなり多いのでしょうか？

Dr. 森本 　厚生労働省の発表によれば、平成27年1年間の死因別死亡総数は脳血管疾患で11万1973人。このうち**脳梗塞で亡くなった人の患者数は6万4523人**でした。

やはり、数は多いといえると思います。ただし、昔に比べれば死亡数はずいぶん減ってきているんですよ。

幸子さん 　確かに周囲を見ても、脳梗塞から生還している人のほうが多い印象です。

Dr. 森本 　昔は脳梗塞を発症したら3分の1は死亡し、3分の1は寝たきり、または重度の後遺症になるというのが現状でした。リハビリを経て社会復帰できる人は3分の1程度だったのです。

それが現在では死亡率は10％程度にまで減少しました。社会復帰できる人も50％にまで上昇しています。

和夫さん 　では、亡くなる10％の人とそうじゃない人で、何が違うんでしょうか？

職場でも亡くなった方がいる一方、後遺症もほとんどなく、復職できている人もいます。運の良し悪しなのでしょうか……。

第1章　脳梗塞を正しく知ろう

Dr. 森本 死亡のリスクは脳梗塞のタイプや起こった部位などによって左右されます。そうした意味では、ある程度の運というのはあるかもしれませんね。

例えば、前に紹介した心原性脳梗塞は致死率が高い脳梗塞として知られています。心臓の中にできる血栓は大きいことが多く、脳の太い血管で詰まるので、梗塞自体が大きいということもあります。

また、梗塞を起こした後に詰まっていた血管が再開通する際、血流が途絶えていてボロボロになってしまった血管の壁から血液が脳に漏出し、**「出血性脳梗塞」**という合併症を起こして生命の危険が高まることもあります（図10）。

しかし一方で、近年、脳梗塞の治療技術は大きく進歩しました。ですから、運悪く大きな梗塞を起こしたとしても、助かる可能性も高くなってきています。

図10　出血性脳梗塞

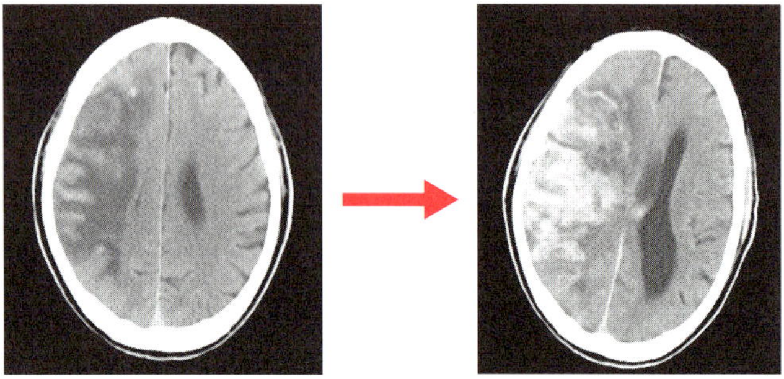

血管が再開通することで、脳梗塞部位（黒く見える部分）の血管から血液が漏出している。

幸子さん　脳梗塞は発症からできるだけ早い治療が決め手と聞きました。

Dr.森本　その通りです。専門家の間では発症したら、血栓を溶かす点滴薬が使える4.5時間以内に治療をすることが肝心だといわれています。

脳梗塞で脳の血流が途絶えると脳の組織は壊死におちいります。血流が途絶えている時間が長いほど、壊死が広がっていき、命の危険が高まりますし、後遺症も強く残るようになってしまうのです。

幸子さん　治療ではどのようなことをするのですか？

Dr.森本　脳梗塞の多くは血栓という「血の塊」が原因です。この血栓を溶かして血流を再開させる治療を実施します。血栓を溶かす治療法にはいくつかの方法がありますが、発症後の超急性期であれば「t-PA」という血栓溶解剤を点滴で使うことができます。

この薬を使った場合では、従来の薬を使った人に比べ、予後に後遺症が残らなかった人が確実に増えることがわかり、日本でも2005年から保険適応となりました。当初は発症から3時間以内に使うことが条件でしたが、その後、欧州の研究チームにより、発症後4時間半でも治療効果があると発表されたことなどから、2012年以降は発症後4時間半まで使えるようになりました。

和夫さん　でも、4時間半を過ぎると使えないわけですね。

Dr.森本　詳しくは治療のところでお話しますが、t-PAは作用が強い半面、副作用も強く、時間が経過してから使うと逆に、先ほど言及した出血性脳梗塞（前ページ図10）を

起こすリスクが高まるのです。
　しかし近年、4時間半を過ぎた方に対しても効果が期待できる最新治療が普及してきました。プロローグで紹介した急性期の血栓回収療法で、2015年に効果的な治療として認められました。
　ただし、t-PA治療も、この血栓回収療法も脳梗塞の専門施設のある病院で受けることが望ましいとされており、どこの病院でも治療が受けられるわけではありません。

幸子さん　じゃあ、搬送された先によっては治療が受けられないこともあるのですか？

Dr. 森本　もちろん、救急隊員の方はそうした専門病院を探してくれますが、地域によっては最新治療ができない病院に運ばれることもあります。ですから、日ごろから脳卒中の専門治療ができるかかりつけの病院をもっておくと安心ですね。

幸子さん　専門というと脳神経外科になるのでしょうが、なかなかお世話になることがないので、わからないんですよね。

Dr. 森本　まずは風邪などを診てもらっている、かかりつけ医に相談するのもいいと思います。
　また、脳神経外科にかかったことのある人から評判を聞いたり、ホームページなどで病院の内容を調べるなどの方法があると思います。
　いずれにしても大事なのは治療の実績です。きちんとしている病院は情報公開にも積極的です。脳卒中を多く診ていて、手術件数もたくさんあるかどうかも確認するといいですね。

8 脳梗塞ではどんな後遺症が残るのか

幸子さん 脳梗塞によってどんな後遺症が起こるのかについても、知識として知っておきたいです。

Dr. 森本 そうですね。後遺症がどこにどのように出るかは梗塞の起こる部位によって違ってきますが、もっとも一般的なのが、手足の運動が障害される運動麻痺です。

体の左右どちらかに起こることがほとんどなので、「片麻痺」とも呼ばれます。脳の障害の反対側に起こるのは運動神経が脳の奥の脳幹というところで左右に交差しているためです。

ですから、みなさんよくご存知のように、梗塞が起こった部位とは反対側に症状が出るわけです。

幸子さん 麻痺の程度はいろいろですか？

Dr. 森本 手足がまったく動かせなくなる重症のものから、手足の先の細かい動きのみに障害が起こる軽度のものまで、さまざまです。麻痺が顔面に起こる場合もありますね。

また、感覚麻痺もよく見られる症状です。これも左右どちらかにあらわれるという特徴があり、麻痺が起きた側では触られたときの感覚や冷たい、温かいといった感覚がわかりにくくなります。

さらに構音障害といって、舌が回らないなど、話すことに関する筋肉の運動障害が起こることもあります。

和夫さん 言語障害が起こるケースも多いのでしょうか？

Dr. 森本 失語症もかなり多く見られる症状ですね。これは大脳の言語中枢というところが障害を受けると起こるもので、通常は言語中枢がある左脳に梗塞を受けた場合に起こります。障害を受けた場所によって、思った通りに話せなくなる場合（運動性失語）と、話すことはできるものの相手の話していることが理解できないために、的はずれなことを答えてしまう場合（感覚性失語）の2つのパターンがあります。

幸子さん 手足が動かなくなる後遺症も大変ですが、失語症はコミュニケーションがとりにくいので、本人も家族も大変でしょうね。

Dr. 森本 そうなのです。失語症以外でも思考や記憶、学習に関わる脳の前方部分に損傷が起こった場合には、気が散りやすくなったり、物を覚える力が衰えたり、気分が落ち込んだり、急に興奮して怒り出したりといったこともあります。高次機能障害ともいわれます。

こうした障害が起こっている患者さんについては、ご家族や周囲の方の理解がとても大きなサポートになると思います。

また、一般の方にはあまり知られていませんが、物が二重にダブって見える「複視」、左右どちらかの視野が欠けてしまう「半側空間無視」、飲食物をうまく飲み込めなくなる「嚥下障害」なども後遺症の一種です。

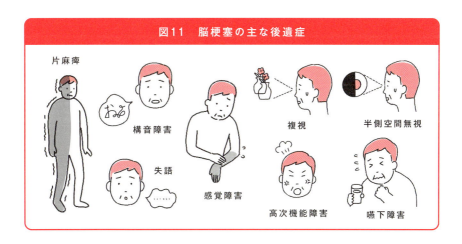

図11 脳梗塞の主な後遺症

和夫さん 後遺症が残らないようにするためには、やはりリハビリが重要になりますか？

Dr. 森本 先ほど申し上げたように、まずは一刻も早い治療ということが第一ですが、治療と同時にできるだけ早くリハビリを開始することが決め手になります。

近年、リハビリの技術も進歩し、時間が経過してからでも回復する事例が増えてきています。

ただ、リハビリも治療と同様、この分野の専門家がいる施設で受けることが理想です。具体的にはリハビリテーションの専門医のいる医療機関で、リハビリを実際に指導する療法士が十分な人数いるということが決め手になってくると思います。

幸子さん ところで、認知症も後遺症の1つと考えていいのでしょうか？

Dr. 森本 その通りです。ただし、先にお話したように、大きな梗塞の後遺症だけではなく、小さな梗塞が繰り返し起こる

ラクナ梗塞も原因になりやすいですね。ラクナ梗塞では症状が出にくいため、気づかないうちに小さな梗塞を繰り返しやすく、認知症の症状も少しずつ進行することが多いので、注意が必要になります。早期発見のためには脳ドックをうまく利用するのがよいでしょう。

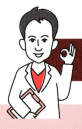

本章のまとめ

- 脳梗塞は脳卒中の中で圧倒的に一番多い(約7割)
- 脳梗塞は「若年性認知症」「寝たきり」の主要原因
- 「寝たきり」の約4割は脳卒中が原因
- 若年性認知症の原因第1位は脳卒中
- 無症候性ラクナ梗塞も認知症の引き金になる
- 脳梗塞は「ラクナ梗塞」「アテローム血栓性脳梗塞」「心原性脳梗塞」の3種類
- 脳梗塞は30代〜50代にも増加している

第2章 脳梗塞の兆候に気づこう

この章では……

脳梗塞は命を取りとめた場合でも、手足が麻痺したり、言語の障害が出現したりなどと、さまざまな後遺症が残ることがあります。こうならないためにも、病気の兆候にいち早く気づくことが大事です。また、脳梗塞は心臓病の一種である心房細動や生活習慣病がある場合に、発症の危険が高まることが明らかです。そこでこの章では、脳梗塞の初期症状について詳しく紹介するほか、脳梗塞のリスクとなる各種の病気とその管理法などについて解説していきます。

登場人物

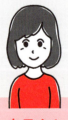

幸子さん

40代主婦。健診で大きな病気を指摘されたことはないが、50代を前にして健康に注意しなければと意識しはじめ、普段から食事や運動などに気をつけている。

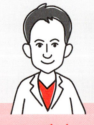

Dr. 森本

森本将史先生（横浜新都市脳神経外科病院院長）。脳血管障害治療のエキスパート。脳卒中の予防策としてライフスタイルの改善にも積極的に取り組んでいる。

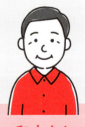

和夫さん

50代会社員。健診で血圧が高めといわれているが、生活には無頓着。周囲には脳梗塞で倒れた人が複数いて、自分も脳梗塞を起こさないだろうかと少し心配になっている。

9 前触れのある脳梗塞がある

幸子さん 脳梗塞に前触れがあるというのは本当ですか？

Dr. 森本 脳梗塞の患者さんには前触れがある人もいれば、ない人もいます。

前兆がなかった例としては、長嶋茂雄さんがわかりやすいと思います。長嶋さんの発症した脳梗塞は心原性脳梗塞というタイプで、心臓内にできた血栓が脳の血管に飛んできて詰まり、発症するものです。

このタイプは前触れがないことが多く、突然、発症しやすいのが特徴です。

一方、アテローム血栓性脳梗塞は徐々に動脈が詰まりかけたときに、手足が動かなくなったり、言葉が出にくくなったりという前触れが出やすいのが特徴です。

幸子さん 前触れというからには、とても大事な病気のサインですよね。

Dr. 森本 その通りです。前触れに気づいて早めに脳の専門科を受診したおかげで、大きな脳梗塞にならずにすんだ人もいます。

もしも「あれ？ なんかおかしい？」などと思ったら、医療機関を受診し、脳の検査を受けておくことが大事に

なります。

和夫さん 前触れのあった人は、みんな大きな脳梗塞を発症するのですか？

Dr. 森本 前触れ発作は、医学的に「一過性脳虚血発作（TIA）」と呼ばれます。

このTIAを放置した場合、発症後3ヵ月以内に10〜20％が脳梗塞を発症し、しかもその半数は2日以内に起こることがわかってきました。

幸子さん どんな症状が出るのか、詳しく教えてください。

Dr. 森本 「突然、手足の力が抜ける」「片方だけ手足がしびれる」「言葉が一瞬出にくく、ろれつが回らなくなる」「目が一時的に見えなくなる。ものが2つに見える」「目がぐるぐる回る。ふらつく」などです。

ただし、いずれの症状も消えるのが早く、短いもので5分以内、60％は1時間以内、長いものでも1日以内で終わってしまいます。

幸子さん なぜそんなに早く消えてしまうんですか？

Dr. 森本 脳血管に詰まった血栓が溶けたり、末梢に流れて短時間で消えてなくなれば、すぐに血流は再開し、何事もなかったかのように症状も消えます。

しかし、先ほど申し上げたように、このような異変のあるときには脳の主要な血管が詰まりかけて、大きな脳梗塞の起こる前触れであることも考えられるので要注意なのです。

和夫さん 前触れの症状って、疲れていても起こりやすいものですよね。つい見逃してしまいそうです。

幸子さん　そうですよ。症状が消えてから病院に行っても、「そんなことで病院に来たの？」なんて怒られそうだし、難しい気がします。

Dr. 森本　前触れの症状に気づいた場合は、脳の専門医のいる病院がいいと思います。

専門医であればTIAのことをよくわかっているので、症状のことを説明すれば、きちんと検査をしてくれるはずです。

検査では必ず脳を調べるMRIに加えて、脳血管を調べるMRAも受けてください（117ページ参照）。

TIAはMRIで脳に異常が見つからないことも多いのですが、もしMRAで脳血管の閉塞や狭窄が見つかれば、血栓予防の薬を用いたり、血管を拡張する手術を行うこともできますからね。まさに命拾いをしたということになるわけです。

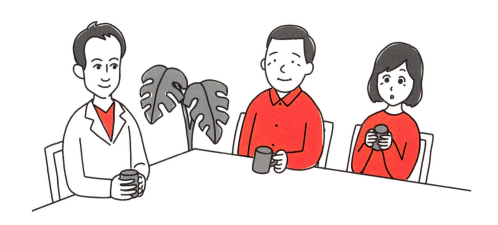

10 慢性頭痛やめまいは脳梗塞と関係あるのか

幸子さん 友人が頭痛持ちなんですが、「脳の病気じゃないかしら？」ってよく心配しているんです。脳梗塞と頭痛には関連はありますか？

Dr. 森本 慢性頭痛の多くの原因は脳ではなく、頭蓋骨の外側にある血管、皮膚の神経、筋緊張がストレスや疲労、外的環境と相まって生じるものです。通常は**頭痛と脳梗塞は関係ありません。**

ただし、突然生じる頭痛の場合は脳梗塞ではなく、くも膜下出血を疑う必要があります。

幸子さん 激しい頭痛が特徴だと聞いたことがありますが……。

Dr. 森本 「ハンマーで頭を殴られるような頭痛」と表現されることがありますが、通常の頭痛と間違うこともありますから、「たかが頭痛」と侮るべきではないでしょう。

最近では、巨人軍の木村拓也コーチやglobeのKeikoさんのように30代〜40代でくも膜下出血を発症する患者さんが増えてきています。

ストレス過多や不規則な生活も一因になっていると思われますので、若い人でも注意が必要です。

和夫さん 怖いなぁ。

Dr. 森本 頭痛が気になる人は脳ドックで頭部の血管を調べるMRAを受けておくことをおすすめします。というのも、くも膜下出血の9割以上は太い血管にできるコブ（動脈瘤）の破裂によって起こります（図12）。MRAで動脈瘤が見つかれば、予防の治療を受けることができます。

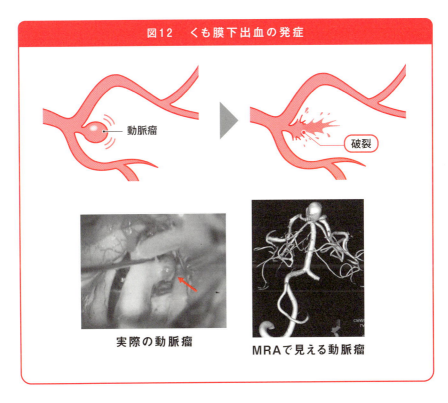

図12　くも膜下出血の発症

なお、脳ドックを含む脳の検査についてですが、病院によってはCTだけ撮って終わりという場合もあります。ただ、**CTだけでは血管を調べることができません**ので注意してください。

では、ここで動脈瘤が見つかったら、どのような治療をするのかを説明していきましょう。

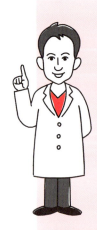

脳ドックなどの検査で動脈瘤が発見されたとき、小さい場合は、大きくなってこないか定期的に経過観察をしていきます。

ある程度の大きさ（5ミリ以上）があり、破裂のリスクがある場合は予防的な手術も実施できます。

具体的には、開頭のクリッピング術と、足の動脈からカテーテルを挿入して脳血管にアプローチして、動脈瘤内にコイルを詰めて血を固めるコイル塞栓術の2つの方法があります（図13）。

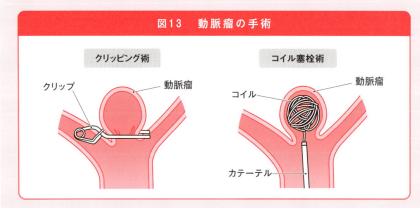

図13　動脈瘤の手術

和夫さん　ところで、めまいは脳梗塞と関連ありますか？　私は疲れるとよくめまいを起こすのですが……。

Dr.森本　脳神経外科を一般受診される患者さんで、実際に脳梗塞をはじめとする脳に異常がある人は100人の受診者のう

ちせいぜい数人です。

ほとんどのめまいの原因は、ストレスや過労が原因の心因性めまいで、メニエールや内耳疾患による末梢性めまいがときどき見られるというのが現状です。

ただし、頭痛の場合と同じように、脳の病気が背景にあることに気づかないままでいると、症状がどんどん進行し、麻痺や嚥下障害などの症状が出てくる場合もあります。やはり、油断せずに一度は専門病院で検査を受けておくことですね。

和夫さん　ここでもMRAなどの検査が必要ですか？

Dr. 森本　CTはめまいの原因となりやすい小脳の脳梗塞を見分けにくく、見逃すリスクも高いので、MRIとMRAで脳の組織と脳の血管を調べてもらったほうがいいでしょう。異常がない場合でも、これを機会にぜひ生活を見直してください。

めまいはストレスやコンピュータを使用しての夜通しのデスクワーク、スマホ依存などにより、眼精疲労や肩・首の筋緊張、過労が原因となっていることが多いともいわれています。

過労はあらゆる病気の温床になりますから、忙しい中でも休養はできるだけとってほしいですね。

11 手足のしびれは脳梗塞と関係あるのか

幸子さん 私は、肩こりとともに手のしびれが起こってくることがよくあります。
ですから、手足のしびれが脳梗塞の前触れかもしれないといわれても、ちょっとピンときません。

和夫さん 確かに、パソコンに向かって長い時間作業をしても、足腰のしびれが起こります。
脳梗塞の前触れとしてのしびれと、こうした筋肉疲労的なものはどう違うんですか？

Dr. 森本 **脳梗塞によって起こってくるしびれの特徴としては、**
・**左右どちらか一方に起こる**
・**力が入らない、はしを落とすなど、脱力をともなう**
・**筋緊張が改善しても症状が改善しない**
といったものがあります。
こうした症状があったら、「これは危険だ」と思わなければなりません。
ただし、こうした特徴が見られなくても、脳梗塞だったということがまれにあるのです。
ですから、疑わしい場合は自分で判断せず、医師の診察を受けてください。

幸子さん 確かに、診てもらって、脳梗塞でないとわかればひと安心ですものね。

Dr. 森本 その通りです。また、手足のしびれは、ヘルニアや頚椎症で脊髄の神経が肩や上腕の筋肉によって圧迫されることによっても起こりますし、手足の末梢動脈が詰まることが原因で起こることもあります。

特に後者の末梢動脈の詰まりは、末梢動脈疾患と呼ばれ、糖尿病や高血圧、高脂血症など、生活習慣病のコントロール不良によって起こるもので、脳梗塞とも間接的には関連があるんです。

和夫さん 末梢動脈疾患？　初めて聞きました。

Dr. 森本 末梢動脈とは全身の動脈の中でも主に手足の末梢（先端）に血液を届ける動脈のことをいいます。

この末梢動脈に動脈硬化が生じ、手足に血行不良が起こるものが末梢動脈疾患で、PADとも呼ばれています。これは、「手足のしびれ」に加えて「痛み」が特徴の疾患で、悪化すると皮膚症状（潰瘍）が出たり、ひどい場合には壊死したりすることもあります。

幸子さん 怖いですね。

Dr. 森本 だからこそ、この病気も早く見つけることが大事です。

12 脳梗塞になりやすい不整脈（心房細動）

幸子さん 不整脈が脳梗塞と関係していると聞いたことがあるんですが……？

Dr. 森本 脳梗塞のタイプのうちの心原性脳梗塞は心臓病が原因で起こる脳梗塞です。このタイプの脳梗塞の原因としては、不整脈の一種である心房細動が最も多いことがわかっています。

幸子さん 心房細動は動脈硬化とはあまり関係がないのですか？

Dr. 森本 動脈硬化とは直接、関係はありません。心房細動は不整脈の一種なのです。しかし、ストレスや睡眠不足、加齢などは関連してきますね。

ここで心房細動について解説しましょう。

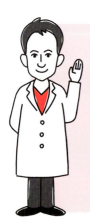

　心臓は全身に血液を送るポンプの役割をしています。ポンプを動かすための心臓の拍動は心臓自体がつくる電気刺激が心筋という心臓の筋肉に伝わり、心筋が収縮することによって起こります。

　ところが、心房細動になると電気刺激がうまく伝わらなくなります。

　心臓のあちこちで不規則に電気刺激が発生し、心臓が

けいれんを起こしたようになるのです（図14）。その結果、血流の動きが不規則になり、血液がよどんで血栓ができやすくなります。

この血栓がある日、いきなり脳に飛んできて脳血管に詰まる。これが脳梗塞の原因となるのです。

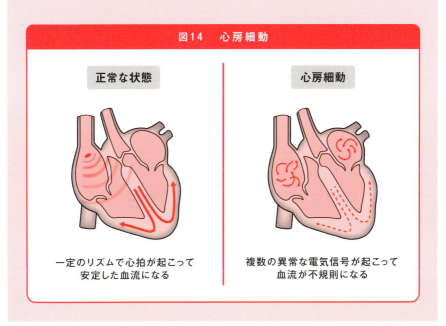

図14　心房細動

正常な状態：一定のリズムで心拍が起こって安定した血流になる

心房細動：複数の異常な電気信号が起こって血流が不規則になる

幸子さん　心房細動の症状はどういうものですか？　動悸ですか？　私はときどき、脈がドキドキすることがあるので、心配になってきました。

Dr. 森本　心房細動の症状としては幸子さんのおっしゃるように、強い動悸や息切れ、だるさ、また手首の脈が不規則などといった症状が特徴的です。

しかし一方で、こうした自覚症状がない方も少なくあり

ませんし、発作性の心房細動の場合もあります。より正確に診断するために、24時間から長期間の心電図を測定する場合もあります。

幸子さん 通常の心電図ではわからないのですか？

Dr. 森本 ケースによりますが、常時不整脈とは限らないので、健診の際のわずかな時間ではとらえきれず、「異常なし」となってしまうこともあります。

もちろん、動悸は運動や興奮、ストレスなどで起こるありふれた症状でもあります。必要以上に心配しすぎないということを前提に、検査を受けておくと安心です。

ただ、幸子さんの場合はまだ40代ですから、心房細動の可能性は極めて低いと思いますよ。

和夫さん 若い人には少ないのですか？

Dr. 森本 はい。高齢の男性に多いことがわかっています。欧米の調査では、患者数は60歳を超えると急増し、その後、加齢とともに増加して、75〜79歳が最多となります。

高齢者に多い理由は、加齢によって心拍を起こす電気刺激系に不具合が生じやすいためと考えられています。日本でも高齢化によって患者数が増えています。

このような背景から、ご家族やご友人に高齢の方がいたら、ぜひ検査をすすめてあげてほしいと思います。

和夫さん 私は24時間心電図を受けたことがありますが、苦痛はなかったです。

Dr. 森本 胸部5カ所に電極を貼り、端末機に接続しておくだけです。あとは機械が記録してくれますからね。機器は服の下に隠れて見えませんし、日常生活は普段通りに問題な

くできます。

最近では皮下に埋め込むタイプの心臓モニターも出てきており、長期間の観察も可能になっています。

幸子さん 心房細動があるとわかったらどうするのですか？

Dr. 森本 心原性脳梗塞は前触れがなく、大きな梗塞になりやすいので、抗凝固薬を使って血栓をできにくくするような内服薬物治療を行います。

ただし、楽で治療をしていても発作が起こることはありますし、健康な人にも突発的に起こる可能性があるのがこの心房細動の怖いところです。

ですから、ストレスや過労、睡眠不足に注意をして、できるだけ心臓の負担を軽減するような生活スタイルをとることです。

さらに、喫煙や過度の飲酒もよくないといわれています。また、カフェインを摂りすぎないように、コーヒーや緑茶なども飲みすぎないことが心房細動の予防につながります。

13 高血圧だけでなく低すぎる血圧も要注意

和夫さん 私は健診でいつも血圧が高めといわれます。でも、何をしていいかもよくわからず、そのままにしてしまうんですよね。
当たり前のことではあるんですが、このまま放っておくのは危険ですよね。

Dr. 森本 そうですね。高血圧は動脈硬化を促進させる最大の危険因子です。アテローム血栓性脳梗塞、心原性脳梗塞、ラクナ梗塞のいずれのタイプの脳梗塞にも関わってくるんですよ。
なお、高血圧の診断基準、目標値については次の通りになります。

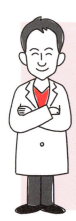

　高血圧の診断ですが、日本高血圧学会による基準では収縮期（上）の血圧が140mmHg以上、拡張期（上）の血圧が90mmHg以上で高血圧症と診断されます（図15）。
　この値を超えると脳卒中をはじめ、心臓病や腎臓病の発症リスクが高くなることが明らかだからです。
　この値を超えないことはもちろん、可能であれば健康

維持のために理想的とされる正常血圧〜至適血圧を維持しましょう。メタボリックシンドロームの場合、脂質異常症や糖尿病をあわせもっている場合も正常血圧を目標にします。

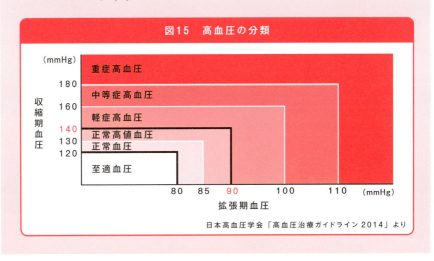

図15　高血圧の分類

日本高血圧学会「高血圧治療ガイドライン2014」より

和夫さん　まさに私の場合、メタボの段階なんですね。ただ、病院に行くと「血圧の薬を飲みなさい」といわれそうで、どうしても足が遠のいてしまうんです。

Dr. 森本　メタボの段階でしたら、食事や運動によって血圧を下げることはできます。高血圧症と診断された場合で、すぐに降圧薬の服用を開始しなければならない人は重症高血圧（上が180以上、下が110以上）や、高血圧のほかに糖尿病など動脈硬化のリスクを複数抱えている場合など、一部の方に限定されます。

　　　　　ただし、こうした場合も生活習慣の改善がうまくいってくると、薬の量を減らすことができますし、同じものを

一生飲み続けているというわけではないのです。飲むことによって脳梗塞の発症は劇的に減らすことができますので、うまく使用していただきたいですね。

幸子さん　先生、低血圧はどうなんでしょう？　血圧が低くても脳梗塞になりやすいという話を聞いたことがあります。

Dr. 森本　確かに**上の血圧が100以下の場合、高齢になると脳梗塞のリスクになる**といわれています。というのも、若いうちは血圧が低くて脳に行く血流が少なくても、脳の血管が拡張して脳血流を保持してくれます。ところが高齢になるとその機能も弱まり、結果的に脳血流の低下につながるからです。

幸子さん　血圧を上げたほうがいいということですか？

Dr. 森本　適度な血圧は維持したほうがいいですね。医療機関では上の血圧が100以下で、めまいなど日常生活に支障がある場合は低血圧症として治療をします。

しかし、こうした症状がなく、原因となる病気も認められない場合は、これという治療手段がありません。

ただし、一般的によくいわれるのは、規則正しい生活や食事をきちんと摂ること、軽い運動などの生活療法を取り入れることです。運動は血液循環を改善し、気分転換にもなりますから、普段から運動習慣のない人にはおすすめですね。

幸子さん　すると、やはりウォーキングなどがいいのでしょうか？

Dr. 森本　そうですね。やや早歩きで1日10〜20分くらい実行すると違ってくると思います。健康のためにも、ぜひ頑張ってください。

14 悪玉コレステロール（LDL）に注意しよう

幸子さん コレステロールが多いと脳梗塞の危険が高まるという話ですが、本当ですか？
私は健診でコレステロール値が230（mg/dl）くらいのこともありますが（総コレステロール値は220以下が正常）、医師から注意されたことはありません。

和夫さん そういえば、最近ではコレステロールが高いほうが長生きするという話もありますよね。

Dr. 森本 コレステロールは私たちの体を構成している細胞の膜や各種ホルモンの材料となっており、体には欠かせないものですからね。
ある程度の量は必要ですし、高齢者のデータをとった研究で、やや高いくらいのほうが長生きだったという報告があります。
実はコレステロールは血圧と違い、全体の数値よりも悪玉と善玉の比率が大事なのです。

幸子さん どういうことですか？

Dr. 森本 問題となるのは、悪玉コレステロールといわれているLDLコレステロールが多く、善玉コレステロールのHDLコレステロールが少ない場合です。

和夫さん　コレステロールの善玉、悪玉ってよく聞きますが、今いちそれぞれの働きがわからないんですよね。
Dr. 森本　では、わかりやすく説明していきましょう。

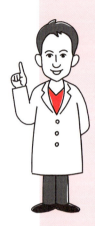

　ここまで述べてきたように、コレステロール値が上がると、血管の内部に余分なコレステロールがたまってプラークとなります。このプラークによって血管が狭まって、脳血栓を引き起こしてしまうのです。

　この動脈硬化の温床となるのは、悪玉コレステロールです。専門的にはLDLコレステロールといいますが、このLDLは血管や各種の組織に運ばれる途中に存在します。LDLの量が多く、これがどんどん血管に運ばれると、それが蓄積されて動脈硬化が進みやすくなります（図16）。

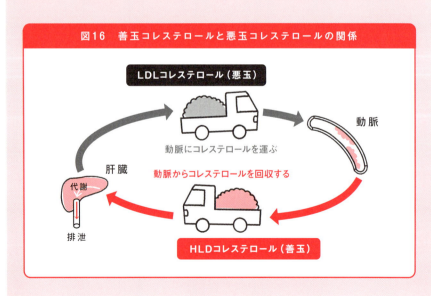

図16　善玉コレステロールと悪玉コレステロールの関係

> 一方、善玉のHDLコレステロールは血管や組織に余っていたコレステロールを回収する働きを持っています。つまり、善玉コレステロールが多ければ、悪玉コレステロールの蓄積を少なくすることができるのです。

Dr. 森本 わかりましたか？

2 人 はい。

Dr. 森本 幸子さんの場合も、おそらくコレステロールは高めですが、HDLとLDLのバランスがよいのだと思います。また、他に高血圧や糖尿病など動脈硬化を促進する病気がないこともあるでしょう。
ただ、心配であれば、健診を受けた医療機関で数値を聞いたほうがいいですね。検査数値にはHDLとLDLが別々に記載されてますから。

幸子さん 各種の数値はどのくらいから問題になるのですか？

Dr. 森本 はい、そちらも具体的な数値を紹介していきましょう。

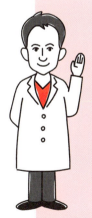

次ページの図17のようにLDLの正常値は140mg/dl未満で、140mg/dl以上になると、高LDLコレステロール血症と診断されます。この値が高いほど血管にコレステロールがたまって動脈硬化が進みやすくなります。

善玉のHDLの値については、40mg/dl未満の場合に低HDLコレステロール血症と診断されます。

現在、この2つに中性脂肪（トリグリセライド）が多い場合（高トリグリセライド血症）を加えた3つのタイプをいずれも脂質異常症としています。

図17　脂質異常症の診断基準

	コレステロール	数値
高LDLコレステロール血症	LDLコレステロール値	140mg/dl 以上
境界域高LDLコレステロール血症	LDLコレステロール値	120～139mg/dl
低HDLコレステロール血症	HDLコレステロール値	40mg/dl 未満
高トリグリセライド（中性脂肪）血症	トリグリセライド値	150mg/dl 以上

日本動脈硬化学会「動脈硬化性疾患予防ガイドライン2012年版」より

幸子さん　脂質異常症と診断されたら、薬を飲まなければいけないんでしょうか？

Dr. 森本　よほど数値が高い場合は別として、まずは食事のコントロールと運動からになるでしょう。

生活習慣の改善でコレステロール値はかなり下がってくると思います。

食事は栄養バランスがよく、油脂が少ないものを腹八分に。野菜や海草には、コレステロールを下げてくれる食物繊維が豊富なのでおすすめです。

運動は肥満や血圧の改善にもなるので、いいですね。

幸子さん　なるほど。

Dr. 森本　女性の場合、それまでコレステロールが低かった人も閉経で女性ホルモンが減ることにより、その後は徐々にコレステロール値が上昇してくるケースが多いです。

年齢とともに上がっていくのは、ある意味仕方がないことですが、50歳前後からは予防をかねて、食生活を改善し、運動習慣を持つことをおすすめします。

15 親やきょうだいに脳梗塞の人がいたら要注意

和夫さん 実は私の祖父は脳梗塞で亡くなっています。確か親戚には脳梗塞になった人もいたと思います。

今まであまり気にしたことがなかったのですが、血縁に脳梗塞が多い場合、自分も脳梗塞になりやすいと考えたほうがいいのでしょうか？

Dr.森本 家族に脳梗塞が多い家系であるなら、注意は必要です。多くの病気に遺伝性があることが知られてきましたが、脳梗塞も例外ではありません。

脳梗塞の発症率を大きく左右する遺伝子があることについては、研究チームが突き止め、発表していますので、紹介しましょう。

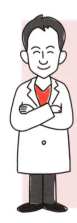

東大医科学研究所と理化学研究所などの研究チームは、日本人における脳梗塞の患者さんと健康な人を約1100人ずつ選び、両者の遺伝情報の違いを比較しました。

その結果、脳梗塞の患者さんは健康な人と比較して、「プロテインキナーゼCエータ」と呼ばれるたんぱく質をつくる遺伝子の特定の部分が、1～2個置き換わっている人が多いことがわかりました。

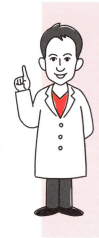

　さらに、この遺伝子の違いが本当に健康な人の脳梗塞の危険因子になっているのかを確かめるため、九州大学の協力を得て、長期の疫学調査を行っている福岡県久山町のデータを活用。1988年に健康だった40歳以上の住民1642人について、その後2002年までの14年間の脳梗塞の発症率と、この遺伝子の関係を調べました。

　その結果、2個の部分がいずれも置き換わった人は、脳梗塞の発症率がそうでない人より約2.8倍高まっていることが判明したのです。

和夫さん　2.8倍と聞くとショックを受けますね。これはやはり注意しなければと危機感を持ちます。

Dr. 森本　実はもう1つ、驚くべき研究があって、脳梗塞やくも膜下出血を含む脳卒中全体の遺伝リスクは、男性より女性のほうが高いようなのです。

幸子さん　えーっ？

Dr. 森本　これは海外の調査（The Lancet Neurology, Peter M Rothwell FRCP）なのですが、脳卒中を発症した女性のうち、母親も脳卒中で倒れた経験がある人は、そうでない（脳卒中になった母親がいない）人より80％も多かったのです。

　同じテーマで研究をした複数の調査があるのですが、いずれも数字の差こそありますが、同様の結果が得られています。

　なお、この報告では女性の脳卒中は、姉妹が脳卒中を起こしている場合、リスクは3倍以上高くなるともいわれ

ているのです。

幸子さん 怖いですよね。でも、遺伝がすべてというわけではありませんよね。

Dr. 森本 その通りです。脳卒中の中でも遺伝性が高いものとしては、くも膜下出血を引き起こす脳動脈瘤の存在が知られています。これは一般の人にも割と知られていることかもしれませんね。

しかし、くも膜下出血の発症には、喫煙、高血圧、飲酒なども関与していることがはっきりしています。生活習慣も大きく影響するということですね。

また、後でお話しますが、脳ドックで脳の状態を定期的に診てもらうことにより、脳卒中が起こりそうかどうかということがある程度は予測できます。

つまり予防法はあるということですから、心配しすぎないことが大事です。

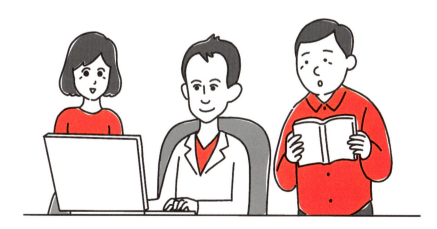

幸子さん　よくわかりました。だからこそ、血圧の管理や脂質の管理が大事ということになってくるんですね。

Dr.森本　そういうことです。具体的にどうしたらいいかといったことは、第5章の予防のところで、また詳しくお話しますね。

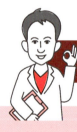

本章のまとめ

- 脳の検査は必ずMRIとMRAをセットで受ける
- 頭痛と関係あるのは出血で脳梗塞は無関係
- 不整脈(特に心房細動)がある人は脳梗塞に要注意
- 血圧は高すぎても低すぎてもよくない
- 悪玉コレステロール(LDL)・中性脂肪にご用心
- 脳梗塞は遺伝要因あり

第3章

最新の治療法を知っておこう

この章では……

　ここからは脳梗塞の最新治療についてわかりやすく解説していきます。脳梗塞の治療は1分1秒を争い、「治療の開始がもう少し早かったら……」と悔やまれるケースがしばしばあります。こうした中で、予後の改善に効果が期待されているのが「血栓回収療法」です。また、脳梗塞の治療には後遺症のリハビリテーションも含まれます。リハビリ次第で回復度も変わってくるため、その内容やリハビリ病院の選び方を知っておくことはとても重要です。

登場人物

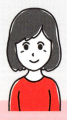

幸子さん

40代主婦。健診で大きな病気を指摘されたことはないが、50代を前にして健康に注意しなければと意識しはじめ、普段から食事や運動などに気をつけている。

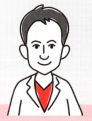

Dr. 森本

森本将史先生（横浜新都市脳神経外科病院院長）。脳血管障害治療のエキスパート。脳卒中の予防策としてライフスタイルの改善にも積極的に取り組んでいる。

和夫さん

50代会社員。健診で血圧が高めといわれているが、生活には無頓着。周囲には脳梗塞で倒れた人が複数いて、自分も脳梗塞を起こさないだろうかと少し心配になっている。

16 脳梗塞の治療はどこまで進んでいるのか

幸子さん 不幸にも脳梗塞を発症してしまった場合ですが、どのような治療が行われるのでしょうか？

和夫さん 命を取りとめることはもちろんですが、可能な限り後遺症が出ないようにしたいと思います。そんな治療法はあるのでしょうか？

Dr. 森本 脳梗塞の治療は劇的に進化しています。今、注目されているのは2015年に効果が認められたばかりの最新治療で、詰まった脳の血管に細い管（カテーテル）を入れて血栓を吸引したり、ステントという金属でできた網の筒にからめて取ったりする方法で、「血栓回収療法」というものです。

この治療はこれまでの内科的な治療に比べ、効果が高いことがわかっています。後遺症を免れる人や軽くすむ人の数が増えています。

幸子さん 脳梗塞でいったん血管が詰まってしまうと、その部分はもうダメなのかと思っていましたが、治療でどうにかなるものなのですか？

Dr. 森本 発症直後であれば、改善の余地があります。のちほどまた詳しく説明しますが、その鍵は「ペナンブラ」を救え

るかどうかにあるのです。

和夫さん ペナンブラ？ 聞いたことがない言葉ですね。

Dr. 森本 脳梗塞を発症すると梗塞を起こした部分の脳神経細胞には血液が行きわたらなくなるため、細胞が壊死におちいります。

しかし、発症直後は壊死になりかけているものの、まだ完全にそうはなっていない部分があります。これを医学用語で「ペナンブラ」といいます（図18）。

ちなみにペナンブラは英語で「Penumbra」。日食や月食のときにできる「半影部」という意味です。

和夫さん 半分生きているけれど、半分死んでいるというような意味で使っているのですね。

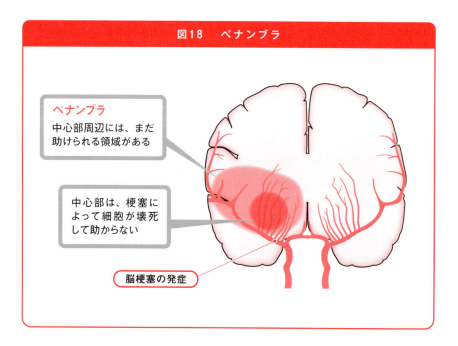

図18　ペナンブラ

ペナンブラ
中心部周辺には、まだ助けられる領域がある

中心部は、梗塞によって細胞が壊死して助からない

脳梗塞の発症

Dr. 森本 そうですね。血管の閉塞によって血流の量は低下しているけれど、周囲の血管からの血液で補助されて、まだ完全にはストップしていないので、速やかに血液の流れをよくしてあげれば、梗塞にならずに脳を回復することができる部分ですね。

和夫さん 私の知り合いが脳梗塞で倒れたときは、すぐに救急車で運ばれたものの、手術はせずに点滴だけだったと聞いています。

Dr. 森本 おそらく「血栓溶解療法」を受けられたのでしょう。実はペナンブラを救う方法として、この点滴法がこれまで唯一の治療法でした。

幸子さん どんな治療なのですか？

Dr. 森本 t-PA治療というものを雑誌などで読んだことはありませんか？

血栓溶解療法は血栓を溶かす薬である「t-PA（組織プラスミノーゲン・アクチベータ）」という薬を静脈から点滴し、血栓を溶解して再開通させる方法です（次ページ図19）。

薬の効果で血管を開通させることで、ペナンブラを壊死から救うわけですね。

この治療は2005年の10月に認可され、急速に広まりました。

それ以前も血栓を溶かす作用のあるさまざまな薬によって抗血栓療法が行われていましたが、このt-PAという薬はそうした従来の薬と比較して、血栓に特異的に作用して効果が非常に高いことが明らかになり、一気に治療

の主軸となっていったのです。

和夫さん しかし、最近ではこの t-PA 治療よりもさらに優れた治療法が出てきたというわけですね。

Dr. 森本 そうなのです。それが先ほどからお話している血栓回収療法です。

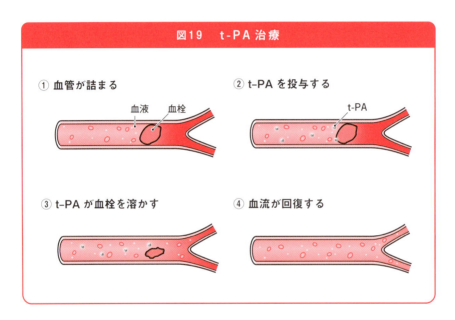

図19　t-PA 治療

17 従来の点滴治療と最新カテーテル治療の違い

幸子さん 血栓回収療法は手術の一種ですか？

Dr. 森本 頭を開けて行う開頭手術ではありませんが、血管に細い管（カテーテル）を入れていくという方法で、血管内治療という外科的治療の一種になります。

幸子さん 手術はちょっと怖いイメージがあるんですよね。従来のt-PA治療には何か問題があったのですか？

Dr. 森本 そういうわけではありません。t-PA治療は優れた治療ですよ。

ただし、発症から4.5時間以内に点滴しないといけないと決められており、すべての患者さんに実施できない点が専門医にとっては悩ましいところでした。

なぜなら、脳梗塞の患者数は年間およそ20万～30万人も発生しています。そうしてこの脳梗塞から起こる片麻痺などの後遺症や認知症などが大きな問題となるわけですが、調査ではt-PA治療を受けることができている患者さんは、年間の脳梗塞発生患者数の5％以下にとどまっているのです。

和夫さん 5％……。あまりに少ないですね。発症から4.5時間を過ぎても使えるようになればいいのでは？

Dr. 森本 残念ながら、それはできないんですよ。その理由を説明しましょう。

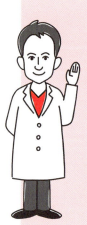

t-PA治療では発症から時間がたてばたつほど脳細胞を救える確率が低くなります。こうした状況にもかかわらず、無理に治療を行った場合、かえって危険性が高まってしまうのです。

というのも、血管は詰まってから時間がたつと、その先の血管壁がもろくなってしまうという性質があります。このため、t-PA治療によって血栓が溶け、血流が再開するともろくなっている血管壁から血液が漏出し、脳出血を起こす可能性が高まってしまうのです（46ページ参照）。

和夫さん なるほど、そういうことなのですね。

Dr. 森本 さらにこの治療は点滴なので、太い動脈の大きな血栓では再開通率が低いのです。

和夫さん 新しい治療というのはこの点を克服できる治療なのでしょうか？　だとしたらすごいことだと思います。

Dr. 森本 そうですね。まず血栓回収療法では治療のタイムリミットが大幅に延長され、発症から8時間以内になりました。最近の研究報告では24時間以内であっても、症例によっては効果が得られるという結果が出ており、今後、タイムリミットがさらに拡大される可能性もあります。

この治療はこれまでt-PA治療の対象とならなかった患者さんや、t-PA治療をしたけれども無効だった患者さ

んに追加治療という方法で実施することができます。
また、**詰まった血管の再開通率は約90％で、t-PA治療の30〜40％と比較しても飛躍的に効果が大きい**のです。

和夫さん　従来であれば後遺症が出てもおかしくない患者さんでも、軽くすむ可能性が高くなったわけですね。

Dr. 森本　t-PA治療だけだったら、命は救われても寝たきりになっていたかもしれない人が、この最新治療により、寝たきりを免れることができる可能性も出てきたのです。

実際、世界各国の大規模調査では、血栓回収療法を受けた患者さんが退院して自宅に戻ることのできた割合は約60％とも報告されています。

いったん脳梗塞を発症すると亡くなるケース、命は助かっても寝たきりになってしまって施設への入所を余儀なくされるケースも決して少なくないことを考えると、これはすごいことなんですよ。

治療を受けられる時間が伸びた上に適応も広がり、効果も期待できる方法ですから、今後はこの治療を受ける患者さんが増えてくるはずです。

18 血栓回収療法の実際

幸子さん 先ほどからお話に出ている血栓回収療法の詳しい方法について知りたいのですが……。

Dr. 森本 ちょうど先日、テレビの取材中に搬送されてきた患者さんの治療例があるのでビデオでお見せしましょう。
患者さんは80代の女性で2時間前に突然、左半身が麻痺し、言葉がしゃべれなくなりました。驚いたご家族が119番をして、当院に搬送されたのです。

和夫さん 搬送されてまず行っているのは、画像検査ですか？

Dr. 森本 そうですね。見ていただくとわかると思いますが、正常な場合であれば細かい血管が写るところが、血管が詰まって脳梗塞を起こしているために写っていないのです。

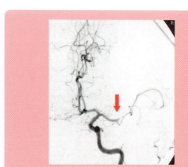

血管が詰まって
その先の細かい血管が
見えなくなっている

幸子さん　使われている機器は何でしょうか？
Dr. 森本　ステントリトリーバーという血栓を回収・吸引する医療器具です。
　　　　　足の付け根などからカテーテルを血管の中に入れ、X線の画像を見ながらステントを脳の詰まっている部分に誘導します。到達させた後、ステントを開き、血栓にからませます。
　　　　　その後、血栓のかけらが奥に流れないように吸引しながら回収します。

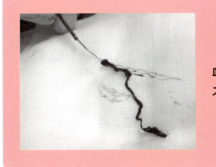

血栓をからめ取った
ステントリトリーバー

和夫さん　あの血栓はどのくらいの大きさなのですか？
Dr. 森本　2〜3ミリくらいですね。
　　　　　わずか2〜3ミリと思われるかもしれませんが、脳の太い血管がこのまま詰まっていたら命を落としかねませんでした。
幸子さん　治療をしたら、すぐに話ができるんですね。患者さんは「腰が痛い」といっていますね。
Dr. 森本　血栓が取り除かれ、血流が再開して感覚が戻ってきたか

らですよ。画像で見るとよくわかります。
治療が遅かったら患者さんは言葉に後遺症が出ていたかもしれません。

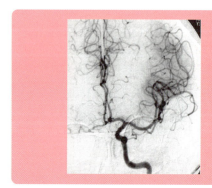

血栓が取れて
その先まで血流が
戻っている

幸子さん ところで、血栓回収療法って、どこでも受けられるものなんでしょうか？

それから、先ほどもいいましたけれど、血管に管を入れて何か問題はないのかなとちょっと心配です。

Dr. 森本 もろくて2〜3ミリしかない頭の血管にカテーテルを誘導するので、経験と技術が必要な治療です。

そういう意味では、熟練した専門医のいる病院で治療を受けることが大事になります。

これから少しずつ広まっていくと思いますが、実はこの治療に熟練している施設はまだ限定されています。

和夫さん 血栓回収の機器は何種類あるのですか？

Dr. 森本 現在は2種類の血栓回収機器があります（次ページ図20）。先に説明した「ステント」のほかに、「ペナンブラシステム」というのがあって、これは血栓を吸引カ

テーテルで吸って回収する治療機器になります。

現在の血栓回収療法では、「ペナンブラ」と「ステント」の2つを使い分けるのが主流になっています。

今後も新しい医療機器が登場して、有効性は高まっていくと思います。

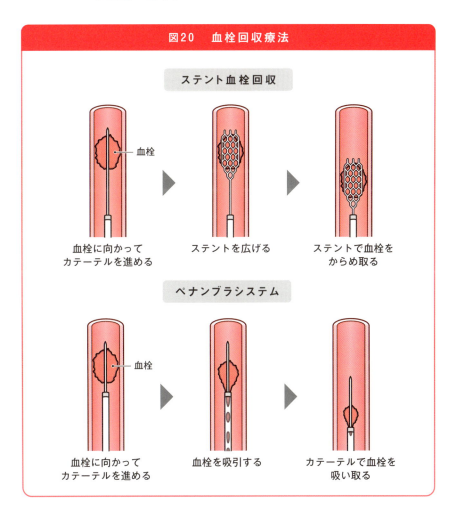

図20　血栓回収療法

19 血栓回収療法を受けられる施設は限られている

和夫さん 先ほど先生が「血栓回収療法はどの医師でもできる治療ではない」とおっしゃっていましたね。

Dr. 森本 もろくて数ミリの細い血管内での作業になりますから、繊細な技術が必要なのです。

例えば、血栓を回収する最中に血管を損傷して脳出血が起こることもあります。このときの処置は迅速に行わなければなりません。

やはり、この治療をたくさんやったことのある熟練した専門医でないとできない治療ですね。

脳梗塞治療の指針となる『経皮経管的脳血栓回収用機器適正使用指針 第2版』には、「日本脳神経血管内治療学会専門医またはそれに準ずる経験を有する医師」が実施医の条件とされています。

幸子さん 血栓回収療法のできる専門医の先生はどのくらいいるのですか？

Dr. 森本 地域によってかなりの格差があります。主要都市に集中していて、医師の偏在が問題となっています。

すべての病院で医師を揃えるのは難しいので、救急搬送先から転送してもらったり、専門医が出張していく形で

治療ができる体制が整えられていれば問題はないのですが、連携が難しいのが現状です。

幸子さん なぜいろいろな病院でできるようにならないのでしょうか？　これでは万が一のときにとても不安です。

Dr. 森本 ここまでお話してきたように、これまでは脳梗塞の急性期治療といえば、点滴で行うt-PA治療が主流だったわけですね。いってみれば、内科的治療が中心だったといえます。

一方、血栓回収療法は外科的治療の一種なので、内科の医師は、なかなか技術を習得しにくいという実情があるのです。つまり、t-PA治療を行ってきた医師たちが、すぐに「血栓回収療法へ移行する」ということにはならないのです。

幸子さん じゃあ、私たちもどの病院がこの治療を多く行っているかなどを自分で調べて知っておく必要がありますね。

Dr. 森本 その通りです。どの病院に運ばれるかで人生が変わってしまう場合もありますから、調べておいたほうがいいでしょう。

2019年には「血栓回収脳卒中センター」の施設認定制度が始まり、より明確にこの治療を受けることができる施設が調べられるようになっていくはずです。

そうした中で、私たちも各方面に積極的にこの治療を推奨していますし、現在、私どもの病院にこの治療を学びに来ている医師も大勢います。

ですから、血栓回収療法のできる医師や施設は、今後少しずつ増えていくはずです。

20 脳梗塞になってしまったときの病院選び

幸子さん まずは脳梗塞の予防に努めることが第一だと思いますが、いざ発症してしまった場合に備えて、できることはありますか？

Dr. 森本 いざというときに慌てないためには、繰り返しになりますが、**血栓回収療法の実績のある病院を探しておくべき**ですね。

救急車を呼んだ際、ご家族が搬送先の希望を速やかに伝えられるようにしておくといいと思います。

搬送先で血栓回収療法を実施していない場合、時間的に可能なら、まずはt-PA治療をやってもらってください。症状が軽い場合はこの治療だけで改善します。

t-PA治療で血管が開通しない場合、あるいは画像検査で太い血管の梗塞と判明し、血栓回収療法が有効とされた場合は転送が検討されると思います。

このあたりは時間との闘いですが、転送→治療とスムーズにいけば、患者さんの後遺症は最小限に抑えられるはずです。

最近は病院のホームページで脳梗塞の血栓回収療法を実施しているかどうかを見られることが多いようです。い

	ざというときに慌てないように、あらかじめ調べておくようにできればベストですね。
幸子さん	それ以外にも「いい病院の条件」というものは何かありますか？
Dr. 森本	血栓回収療法もt-PA治療もタイムリミットがあり、手早く治療を進めるためにはスタッフのチームワークが必要です。
	具体的には看護師は患者さんの血圧を測るなど、手術までにやる処置がたくさんありますし、検査技師はすばやく画像を撮影したり、採血したりしなければなりません。こうした各部署の担当者が「患者さんの迅速な処置のために」と一丸になって仕事をしているかどうかですね。つまりチーム力がある病院というのは大事な条件だと思います。
	症例数が多いほどチーム力も上がりますから、ホームページなどでその病院の「t-PA治療」「血栓回収療法」の治療数を調べておくといいでしょう。
和夫さん	血栓回収療法では、治療のできる病院に到着してから治療開始まで、どのくらいの時間でスタートできることが大事ですか？
Dr. 森本	1つの目安として60分以内と考えています。この時間内にできる施設は、この治療に対して精通しているといえると思います。
	ちなみに当院の場合は、現在平均50分以内で開始できています。
	また、治療によって詰まった血管の開通率は、経験のあ

る施設であれば9割前後です。開通率が高いほど患者さんの予後はいいのですが、それに加えて、できるだけ早く処置をすることがポイントなのです。

和夫さん 医師の数は多いほうがいいのですか？

Dr. 森本 医師の数というよりは、血栓回収療法のできる日本脳神経血管内治療学会の専門医が複数いるほうがいいです。1人しかいない場合、その医師がいない日は治療ができませんからね。

これもホームページなどである程度、確認できると思います。

和夫さん 入院施設も重要ですか？

Dr. 森本 重要です。できれば脳卒中の集中専門病棟である厚生労働省認可のSCU（Stroke Care Unit）がある病院を選んでください。

SCUで治療を受けた患者さんはそうでない施設で治療を受けた患者さんよりも、予後がいいというデータが出ています。

21 SCU（脳卒中集中治療棟）がある病院を選ぶ

幸子さん ところで先生、あらためて SCU って何でしょうか？ ICU は聞いたことがあるのですが、SCU は知りませんでした。

Dr. 森本 あらためて SCU とは「Stroke Care Unit」の略です。stroke とは脳卒中の意味ですね。

t-PA 治療や血栓回収療法など、発症直後から脳梗塞を含む脳卒中の急性期の治療とリハビリテーションを行う脳卒中専用の集中治療病棟のことをこのように呼んでいます。

2009年に発表された『脳卒中治療ガイドライン』の中では、SCU で治療することによって、死亡率の減少、在院期間の短縮、自宅退院率の増加、長期的な日常生活能力と生活の質の改善を図ることができると明記されています。

和夫さん 普通の病棟に入院するのと比べて、なぜそんなに予後が違うのでしょうか？

Dr. 森本 それでは、SCU の体制について詳しく説明していきましょう。

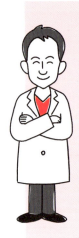
　まず、SCUでは脳卒中の専門医が24時間、配置されており、患者さん3人に1人以上の看護師を置くという厚生労働省の認可基準があります。

　通常の入院病棟では入院患者7人に1人が最も手厚い看護といわれているので、3人に1人以上という基準がどれだけ手厚いかご理解いただけると思います。

　さらにSCUには常勤のリハビリ療法士が1名以上配置されていることが条件なのです。

　また、通常は専任のリハビリ医（リハビリテーション科の医師）が配置されています。

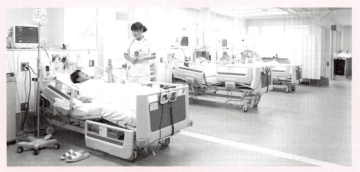
SCUの様子（横浜新都市脳神経外科病院）

幸子さん　それはとても手厚いですねえ。そんなSCUにはずっと入院していられるんですか？

Dr. 森本　最長2週間と決まっています。それまでに状態の安定した患者さんは、もっと早く一般病棟に移動します。

　SCUから一般病棟に出て本格的な社会復帰、自宅復帰に向けて、さらにリハビリが必要な場合は、回復期リハビリのある病棟に移行することになります。

和夫さん 回復期リハビリは別の病院で受けるのですか？

Dr. 森本 そうですね。同じ病院に回復病棟がある場合もありますが、多くの場合は発症直後に入院した病院から回復期病棟のあるリハビリテーション専門の病院に転院することになります。
この病院同士の連携が密になっているかどうかもとても大切です。

幸子さん 転院先としてどこの病院がいいかって、なかなかわからないんじゃないですか？

Dr. 森本 急性期病院から転院するときに、どこの病院に行きたいかという相談ができる院内の担当者（ソーシャルワーカー）がいるので、早い段階から相談してみることをおすすめします。

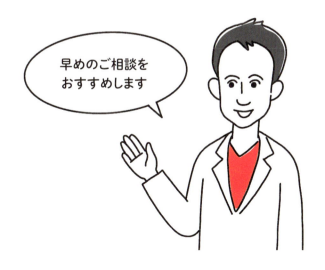

22 入院中にリハビリは1日どのくらい受けられるのか

幸子さん ところで、リハビリって1日何時間くらい行われるのでしょうか？

Dr.森本 急性期はほとんどがベッドで行うリハビリですので、長い時間取り組むことはできません。

本格的なリハビリは、やはり回復期病棟に移ってからになります。

この時期のリハビリには歩行リハビリ、文字を書くリハビリ、言葉を発するリハビリなど、患者さんの障害によってさまざまなものが行われます。

ただし、たくさんのリハビリをやりたいと患者さんが思っていても、そこは医療保険の関係で決まりがあり、1日1種類のリハビリが最長1時間で、3つまで（3時間）と決められているのです。

和夫さん テレビなどを見ていると、長時間やっているイメージがありますが、違うのですね。

Dr.森本 そうですね。だからこそ1日1日のリハビリが大事になってくるわけです。

和夫さん 回復期リハビリ病棟での入院期間は人それぞれになりますか？

Dr. 森本　人それぞれです。

ただし、1つ大事なことがあって、2006年4月から、**病院でのリハビリで医療保険が使える上限日数が定められ、脳梗塞の場合は180日までとなりました。**これはリハビリを開始した日ではなく、発症日・手術日から180日ということです。

それから、回復期病棟は保険の制度で現在180日が限度となっています（回復期リハビリ病棟へは発症後60日以内であれば入院可能です）。

つまり、この日数を超えると退院しなければならないわけです。

幸子さん　それってひどくないですか？

Dr. 森本　一般的に脳梗塞は発症から6ヵ月を超えると回復が難しいということからこの日数が決まったようです。最近では医療技術の進歩で6ヵ月を過ぎても回復するケースは増えてきているのですが……。

現場にとっては悩ましい問題がたくさんありますが、現実を踏まえ、180日の間にできるだけ効率のよいリハビリを受けようと思えば、やはり急性期リハビリから回復期リハビリへのスムーズな移行が大事になってくると思います。

和夫さん　180日を過ぎたら、リハビリは受けられないということですか？

Dr. 森本　そういうわけではありません。通院して受けるリハビリには医療保険を使うことができます。

ただし、1ヵ月ごとにリハビリの上限が決まっています。

おおむね週1回で1時間〜2時間まで（主治医の判断で決まる）となります。

また、入院をしている場合であっても180日を超えた場合、介護保険でリハビリを続けるという方法があります。後遺症が残った場合は介護認定を受けることができる人がほとんどですから、ここは安心していただいていいと思います。

ただし、介護保険にも要介護度により、利用できる上限があります。入院中のように毎日、受けることは難しいでしょう。

なお、参考までに自費でできるリハビリもあります。

和夫さん リハビリは続けたほうがいいのですよね？

Dr. 森本 症状が安定してきて、リハビリで体がある程度動かせるようになった後も、機能を保つために続けることが大事です。

介護保険など何かしらの方法で続けることができるよう、主治医やソーシャルワーカーとよく相談するのがいいでしょう。

幸子さん 後遺症が重く、リハビリも受けられない場合はどのような治療を受けられるのでしょうか？

Dr. 森本 意識障害があるなど重度の患者さんでリハビリを行うのが難しい場合は、急性期の治療を受けた後、療養型病棟のある病院に転院することが多いです。

また、回復期病棟に転院したけれど、ベッドから起き上がれず、なかなかリハビリが開始できない場合も、療養型病棟に転院ということになります。ただ、療養型病棟

は現在、希望者に対して数が大幅に不足している状態にありますね。

なお、療養型病棟では回復期リハビリのようなリハビリは基本的に実施されていません。

そのほかに、ご家族のサポートが可能であれば自宅で介護をするという方法もあります。

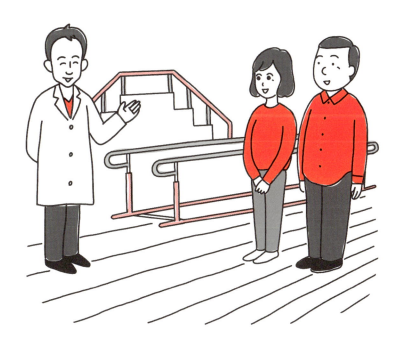

23 いいリハビリ病院の選び方

幸子さん ところで、脳梗塞によって起こった症状はリハビリでどれくらい回復するものなのでしょうか？

Dr. 森本 患者さんやご家族から「後遺症がどのくらい残りますか？」という質問をよく受けるのですが、発症から1ヵ月後くらいになったところの状態で、ある程度の予測はできます（どんな後遺症が出やすいのかについては49〜52ページを参照してください）。

しかし、予測はあくまでも予測であって、「寝たきりになってしまう可能性が高いな」と思われた患者さんが3ヵ月〜半年後くらいには元気に歩けるようになっていて、驚くことがあります。

和夫さん それはリハビリに対する患者さんの頑張りが関係してくるのですか？

Dr. 森本 患者さんの病状や体力などにもよるので、何ともいえませんが、きちんとした施設でリハビリをしっかりと受けることが重要だということは間違いありません。

リハビリの目的は、麻痺などの出ている運動器に働きかけて、脳梗塞の後遺症をできるだけ残さないようにすることです。

さらに症状が固定した場合、残された機能を使って日常生活ができるようにすることです。外出が難しい場合でも、自宅の中で自立した生活ができれば、ご本人はもちろん、ご家族の負担も軽くなります。

幸子さん リハビリをやらないとどうなってしまいますか？

Dr.森本 急性期のリハビリのところでお話したように、麻痺が起こった手足を動かさないでいると、筋収縮が起きてだんだん動かしにくくなりますし、寝たきりの状態が続けば筋力が低下して健常な部分の足腰も弱り、起き上がることが難しくなります。

使えなくなったり、筋力が落ちるのはあっという間ですが、これを回復させるのは容易ではありません。

だからこそリハビリが大事なのです。100％元に戻らなくても、日常生活で自立が可能です。特に歩行などは、たとえ片麻痺が残ってしまっても、残っている健常な足を鍛えることでちゃんと歩けるようになります。

和夫さん 実際、駅などでも上手にバランスをとって歩いている方を見かけます。残されている健常な機能をうまく使えるようにするのもリハビリの重要な役割というわけですね。だったら、なおさらリハビリ施設選びというのは大事になりますね。

では、いいリハビリ病院の選び方はありますか？

Dr.森本 まずリハビリの流れをおさらいしておきましょう。

脳梗塞のリハビリテーションは発症後1〜2週間までの急性期（早期を含む）、発症後3〜6ヵ月までの回復期、回復期以降の維持期の大きく3つの時期があります。

一般的に発症直後には体の機能が低下し、さまざまな症状が出ているものを回復期までのリハビリで可能な限り改善していきます。

先ほど申し上げたように、急性期のリハビリでは、脳梗塞の適切な管理をしながら、できるだけ早く、できれば入院当日からリハビリをすることが大事になります。だからこそSCUのある病院で専門家たちのチーム医療を受けるのが望ましいのですね。

SCUの2週間と急性期一般病棟での1〜2ヵ月を超えたら、次は回復期リハビリに入ります。回復期リハビリでは自立歩行や衣服の着脱、食事など、実際の生活に必要な動作を徹底的に訓練します。急性期リハビリからこの回復期リハビリまでは、できれば同じ病院で受けるのがいいですが、先ほどお話したように、多くの場合は発症直後に入院した病院からリハビリテーション病院への転院という形で行われます。

幸子さん その転院先の選び方が難しいと思うのですが……。

Dr. 森本 脳梗塞に力を入れている病院では、回復期リハビリの病院としっかりと連携ができています。共通のカルテをつくり、スムーズに受け入れる体制になっているところも多いので、問題はありません。

しかし、多くはそれほど転院先と密な関係ではなく、複数の病院を提示され、「選んでください」といわれることが多いようです。

このような場合、ご家族が早めに転院先の情報を調べておいたほうがいいでしょう。「近くだから」という理由

だけで選ばないほうがいいと思います。

実際、回復期リハビリ病棟のある病院とひと口にいっても、私たち専門医から見ますと、内容はさまざまです。

和夫さん どういうことでしょうか？

Dr. 森本 例えばベッド数、リハビリ医の数や療法士の数は病院ごとに違います。さらにいえば、療法士の熟練度にも違いがあるでしょう。やはり、経験豊富なスタッフが多くいる施設が理想的です。

また、言語障害や嚥下障害がある場合は、回復期リハビリの病院に言語療法士（ST）がいるところがおすすめです。STは言葉が関係した後遺症のリハビリには非常に重要な役割を果たしますが、数が少ないのでどの施設にもいるわけではないのです。

また、回復期リハビリの病院はリハビリに力を入れているため、脳神経外科や神経内科がないことも多いです。その場合、脳梗塞の再発など緊急時に搬送してもらう病院が近くにあるかなど、医療機関の連携がしっかりしているかどうかを確認することも欠かせませんね。

幸子さん 素人には、判断が難しいですね。

Dr. 森本 ある程度の情報はインターネットでも得られると思いますし、電話や直接訪問をして様子を見ることができれば一番いいと思います。

もちろん、主治医にも遠慮なく相談してください。脳梗塞に精通している医師はこうした事情をわかっていますので、患者さんの身になって考えてくれると思います。

24 再発率50％（10年）に対する予防

幸子さん 脳梗塞は再発しやすい病気で有名だそうですね。

Dr. 森本 そうなのです。では、再発率を詳しく調べた調査を紹介しましょう。

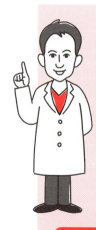

脳梗塞の再発率について、日本では2005年に発表された福岡県久山町のデータが知られていますが、それによれば、脳梗塞全体で10年間あたりの再発率は49.7％と非常に高く、中でも再発を起こしやすいのが最初の1年間で、10％もあることが明らかになっています（図21）。つまり、10人に1人が再発する計算です。

なお、タイプ別では心原性脳梗塞が最も多く、アテローム血栓性脳梗塞、ラクナ梗塞と続きます。

図21　脳梗塞のタイプ別再発率

	1年間	10年間
心原性脳梗塞	19.6％	75.2％
アテローム血栓性脳梗塞	14.8％	46.9％
ラクナ梗塞	7.2％	46.8％

福岡県久山町のデータより

和夫さん 　将来的に約半数が再発するなんて怖いですね。なぜ脳梗塞は再発しやすいのでしょうか？

Dr. 森本 　明らかなことはわかっていませんが、脳梗塞を発症した人の多くは生活習慣病などさまざまな問題によって、もともと血栓ができやすいなど、血管が詰まりやすい状態になっています。

ですから、再発が起こりやすいのです。

幸子さん 　同じ場所に再び梗塞が起きるのですか？

Dr. 森本 　そうではなく、新たに別の血管が詰まることのほうが多いです。

また、心原性脳梗塞の人は再び心原性脳梗塞が起こるというように、再発は同じタイプの脳梗塞として起こることがほとんどです。

再発が怖いのは、一度目よりも重い症状が出やすいということです。

脳梗塞が再発すれば、新たな後遺症が起こりやすいということになります。

和夫さん 　具体的にはどのような経過になりますか？

Dr. 森本 　それまで片麻痺があっても何とか歩行できていた方が、再発することによって歩けなくなってしまったり、会話ができていたのに難しくなってしまったりということがあります。

また、左右の脳に障害が起こることで嚥下障害や構音障害が重くなる「仮性球麻痺（かせいきゅう）」という症状が出ることもあります。

和夫さん 　再発はどうやって防いだらいいのでしょうか？

Dr.森本 まず治療としては、薬物療法で血栓を防ぐという方法があります。
血液を固まりにくくする薬を服用する方法で、「抗血栓療法」と呼ばれています。使われる薬は次の2種類があります。

> 脳梗塞の再発予防に使われる薬には、「抗血小板薬」と「抗凝固薬」があります。
> 　アテローム血栓性脳梗塞やラクナ梗塞など、血管の狭窄部位に血液中の血小板が集まって血栓ができるタイプには「抗血小板薬」が使われます。
> 　心原性脳梗塞の原因となる心臓の血栓は、血小板ではなく、フィブリンという血液凝固たんぱくが中心となっているので、これを抑える薬剤が含まれる「抗凝固薬」を使います。
> 　ただし、抗凝固薬は抗血小板薬よりも作用が強く、脳出血を起こしやすくなるという副作用があります。中でもワルファリンという薬はこの作用が強いことで知られています。

和夫さん 心房細動の不整脈になった友人が、予防のためにワルファリンを服用していました。

Dr.森本 よくご存知ですね。エコノミークラス症候群など、他にもさまざまな病気にこうした薬が使われています。ただし、薬を飲んでいる人は出血すると止まりにくくなってしまうという点で注意が必要です。

例えば、歯の治療などで出血を起こす可能性がある場合などには、主治医にワルファリンを服用していることを伝える必要があります。

また、ビタミンKを含む納豆や緑黄色野菜は、逆に薬の作用を弱めてしまうので、控えなければなりません。

この点は医師の指示に従ってください。

幸子さん 出血しやすくなると聞くと怖くなってしまいます。

Dr. 森本 だからといって勝手に薬の服用をやめてしまうのも、怖いことです。

ですから、まずは薬を医師の指示に従って正しく服用すること、そうして主治医にいわれた通り、定期的に受診をすることですね。

気づかないうちに梗塞を起こしていることもあるので、MRIなどの画像検査で脳の血管の状態を調べてもらうことも大事です。もちろん、同時に生活習慣の改善は欠かせません。

和夫さん 血圧が高い場合は、下げないといけませんね。

Dr. 森本 そういうことになりますね。

高血圧のほか、脂質異常症、喫煙などは脳梗塞の再発リスクを高める危険因子ですので、こうした病気や習慣がある人は主治医の指示に従って厳格にコントロールをするようにしてください。

幸子さん それにしても、もし発症したらどうしたらいいのかというお話を詳しく聞くと、あらためて脳梗塞にならないための生活がいかに大事かということを痛感します。

Dr. 森本 そういってもらえるとうれしいですね。

基本に戻りますが、そのためにも、ぜひ生活習慣の改善とともに、脳ドックを賢く利用していただきたいと思います。

脳ドックについては、次の章で詳しく説明しますね。

2人 よろしくお願いします。

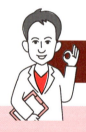

本章のまとめ

- 脳梗塞の治療は点滴からカテーテルの血栓回収へ
- 血栓回収療法を受けられる施設は限定されている
- 近所で「血栓回収脳卒中センター」の認定を受けている施設を調べておこう
- 厚労省認定のSCU（脳卒中集中治療棟）があることも病院選びのポイント
- リハビリ施設の質が脳卒中の予後に大きく影響する

第4章

脳ドックを受けてみよう

この章では……

　ここからは、脳梗塞の予防策として、ぜひ活用していただきたい脳ドックについて詳しく紹介します。人間ドックと比べ、まだなじみの少ない脳ドックですが、脳梗塞のほか、さまざまな脳の病気をとらえることができ、命拾いをした人も少なくありません。一方で、脳ドックでもわかることには限りがあり、また脳ドックの内容は病院によって違いがあります。そこで脳ドックを賢く利用するための具体的なポイントを紹介します。

登場人物

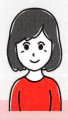

幸子さん
40代主婦。健診で大きな病気を指摘されたことはないが、50代を前にして健康に注意しなければと意識しはじめ、普段から食事や運動などに気をつけている。

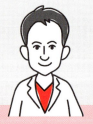

Dr. 森本
森本将史先生（横浜新都市脳神経外科病院院長）。脳血管障害治療のエキスパート。脳卒中の予防策としてライフスタイルの改善にも積極的に取り組んでいる。

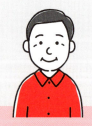

和夫さん
50代会社員。健診で血圧が高めといわれているが、生活には無頓着。周囲には脳梗塞で倒れた人が複数いて、自分も脳梗塞を起こさないだろうかと少し心配になっている。

25 脳ドックでわかることは何か

和大さん やっぱり症状の出ない脳梗塞っていうのは、見つけようがありませんよね。

Dr. 森本 MRI検査を中心とした画像検査によって、発見できるものもあります。健康な人が受ける場合は脳ドックがよい手段だと思います。

驚かれるかもしれませんが、**脳ドックによって「無症候性脳梗塞（自覚症状のない脳梗塞）」が見つかる確率は、受診者の20％にものぼる**ことが明らかになっているのです。

実際、働き盛りの方は無症候性脳梗塞が見つかりやすいですし、ヘビースモーカーやお酒を大量に飲む人でもやはり発見率が高くなります。

幸子さん 脳ドックでは具体的にどのような検査をしてくれるのでしょうか？

Dr. 森本 主な検査項目は「問診」「診察」「血液・生化学検査」「尿検査」「心電図」「MRI検査」「MRA検査」「頸部血管超音波検査」などです（脳ドックの標準的な流れは次ページ図22）。

施設によっては基本的な検査のほかに、脳血流検査や眼

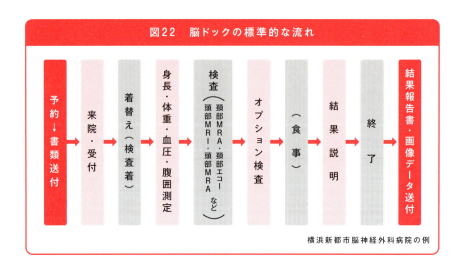

図22 脳ドックの標準的な流れ

予約→書類送付 → 来院・受付 → 着替え（検査着） → 身長・体重・血圧・腹囲測定 → 検査（頭部MRI・頭部MRA・頸部MRA・頸部エコーなど） → オプション検査 → （食事） → 結果説明 → 終了 → 結果報告書・画像データ送付

横浜新都市脳神経外科病院の例

底検査などを加えることもあります。

このうち、特に重要なのがMRI検査（磁気共鳴**画像**診断）とMRA検査（磁気共鳴**血管**造影）です。MRIはX線ではなく、磁気によって画像を得る検査方法です。MRIはCT検査より、縦横無尽にあらゆる方向から脳の断面画像をより詳細に写し出すことができます。

検査は苦痛なく、MRI装置のベッドに仰向けに寝て20〜30分程度で終了です。工事現場のような音が耳元で連続して聞こえますが、ヘッドフォンから音楽を流すなどの対処をしていますので、ほとんどの方は「気にならなかった」といいますね。

ただ、閉所恐怖症でこの検査が苦手な人はいます。

幸子さん MRI検査は腰痛のときにも受けたので、よく知っています。でも、MRA検査というのは初めて聞きました。どんな検査ですか？

Dr. 森本 MRA検査は、頭部MRIの画像から脳の血管の画像だけを抽出するものです。画面上で方向を変えて三次元に画像を表示することができます。

以前でしたら、造影剤を入れながらCT撮影を実施していたものが、造影剤の必要がなく、血管の詰まりや動脈瘤を写し出せるようになりました。

くも膜下出血の原因となる脳動脈瘤は太い動脈にしかできませんので、MRAでほぼ100％発見できるため、スクリーニング（ふるい分け）検査としてよく用いられています。

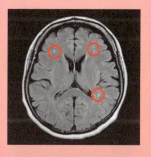

MRIによる脳の画像
（○の部分はラクナ梗塞）

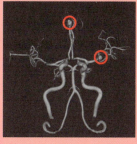

MRAによる脳動脈の画像
（○の部分は動脈瘤）

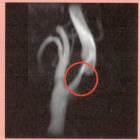

MRAによる頸動脈の画像
（○の部分は動脈狭窄）

和夫さん	しかし、検査は時間もかかるし、いざ脳ドックを受けるとなると、働いている世代にはなかなか難しいものかなとも思ったりして……。
Dr. 森本	検査に要する時間は半日程度がほとんどです。当院では心電図や血液検査を含めた「標準コース」が説明も含めて約3時間、画像診断を中心とした「簡易脳ドック」は約2時間です。 高血圧や糖尿病などの危険因子がすでにある人はもちろんですが、40歳以上になったら、脳梗塞の早期発見、早期治療のために一度は脳ドックを受けることをおすすめしています。
幸子さん	脳の異常が見つかったらショックを受けそうですよね。
Dr. 森本	気持ちはわかりますが、実際に脳梗塞の後遺症で大変な思いをされている患者さんを見ていますと、予防の大切さというのを本当に痛感します。 脳ドックで必ずしも異常が見つかるわけではありませんし、早期に見つかったら、進行を抑える治療をすることで危険性はぐんと減ります。 必要以上に不安にならず、まずは気楽な気持ちで受けてほしいと思います。

26
40歳を過ぎたら脳ドックを受けるべき

幸子さん 40代なので気になるのですが……、どうしてこの年代になったら、脳ドックを受けたほうがいいといわれるのでしょうか？

Dr. 森本 40代はまだ「脳梗塞とは無縁」というイメージがありますよね。
確かに脳梗塞の発症率で最も多いのは70代です。これは日本人が高齢化しているためですね。
一方で、すでにお話したように、30代、40代の方にも増えてきており、若年化の傾向があります。

和夫さん 私も含めてですが、脳梗塞の引き金といわれる生活習慣病も40代くらいから増えてきますよね。

Dr. 森本 そうですね。がんも40代から増えてくるものが多く、40代は老化の兆しが出てくる年代ですね。
男性の厄年は42歳ですが、それまで元気だった人も病気を発症しやすい年代といえるでしょう。
ですから、体の異変が起こりやすいこの時期に脳ドックを受けることが、脳梗塞をはじめとする病気の予防には最適な時期といえるのです。

幸子さん 40代で隠れ脳梗塞が見つかる可能性はどのくらいなん

ですか？
Dr. 森本　MRI 検査を受けた人のうち、40代では 3 人に 1 人、50代では 2 人に 1 人、60代では 8 割以上に隠れ脳梗塞が発見されたという報告があります。
幸子さん　3 人に 1 人というのは、またずいぶん多い数ですね。
Dr. 森本　施設によっても差があり、当院のデータではこれほど高い頻度ではありませんが、いずれにしても40代だからといって、決して油断できない年齢であることは間違いありません。
和夫さん　そういえば、お笑い芸人の椿鬼奴さんがテレビ番組で人間ドックを受けて、過去に小さな脳梗塞を発症していたことがわかったとか……。
40歳の若さということでしたが、深酒と 1 日に20本以上のタバコを吸っていたとのことで、生活習慣を見直したと雑誌か何かに書いてありました。
Dr. 森本　お酒、タバコに加え、芸人さんは不規則な生活をしているという点で、どうしても血管の老化は進みやすいと思います。
しかし、無症状のうちに脳梗塞を見つけられたのはラッキーでしたね。気づかずに放置しておくことはやはり危険だったと思います。
幸子さん　脳ドックで隠れ脳梗塞が見つかったら、その後はどのような治療をしますか？
Dr. 森本　無症候性脳梗塞は症状が出てはじめて症候性脳梗塞、つまり「脳梗塞」となるわけです。
逆にいえば、すべての無症候性脳梗塞が危険かというと

そんなことはありません。無症候性脳梗塞自体は**脳血管の老化サイン**ですから、加齢とともに起こりやすくなり、70代、80代になれば誰にでも見つかります。

また、多くは5ミリ以下の小さな梗塞なので、数が少ない場合は、経過観察となることも少なくありません。

一方で無症候性脳梗塞の数が多い場合は、若い方でも脳の老化が進んでいるという証拠であり、脳梗塞のリスクを高める高血圧があったり、糖尿病があったりということがあると危険です。

ですから、症候性脳梗塞にならないために生活指導を実施します。

また、アスピリンなどの抗血小板薬（血栓ができるのを抑える薬）を処方する場合もあります。

和夫さん いずれにしても、隠れ脳梗塞があるといわれたら、ショックですねえ。

Dr. 森本 お気持ちはわかりますが、医師の指導を守ることで発症はかなりの確率で防ぐことができるので、あまり不安にならないでいただきたいのです。

また、隠れ脳梗塞がある場合には、定期的に脳の検査をしていけばいいので、たとえ変化があったとしても早期に対応できます。

脳神経外科医は脳ドックで異変が見つかった方に対して、不安を与えないように病状についてきちんと説明をし、その後の定期的なフォローを続けていくことが義務になりますね。

幸子さん 異常がなければ、しばらくは脳ドックを受けなくてもい

いですか？　被ばくなども心配なので……。

Dr. 森本　所見がなければ2〜3年に1回でいいと思いますし、毎年受ける必要はありません。ただし、生活習慣病がある場合は主治医の指示に従って、定期的に受けるのがいいですね。

なお、被ばくの心配をしていらっしゃいますが、**CTと違ってMRIやMRAでは放射線を使用しません**ので、被ばくの心配は基本的にありません。

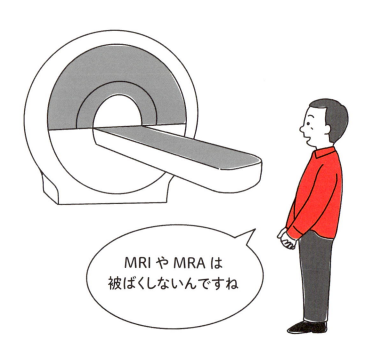

27 いい脳ドック施設の探し方

幸子さん 先生の話を聞いて、私も脳ドックを受けなければといろいろ調べたんですけれど、どこの施設で受けたらいいのかわからなくって……。

Dr. 森本 多くの施設で実施されるようになりましたからね。まずは脳ドックの内容をよく見ていただき、最低でもMRIとMRAを撮影してくれるところを選びましょう。

理由は先ほども話したように、この2つが脳の病気を把握する上で欠かせない検査だからです。過去には「脳ドックはCTがあれば十分」といわれていた時期もありました。

しかし、実際のところ、CTは脳の出血をとらえることが得意ですので、くも膜下出血や脳の外傷を見つけるのには向いていますが、小さい脳梗塞を見つけるのは苦手なのです。

脳梗塞発見の主役はMRIであり、さらに血管を詳しく見るためにはMRAが不可欠です。

和夫さん 頚動脈エコーというものもあるって聞いたのですが、これってどうなんですか？

Dr. 森本 施設によって実施しているところとそうでないところが

ありますが、受けるとよい検査だと思います。

頸動脈エコー(頸動脈超音波検査)は頸動脈に超音波を当て、動脈硬化の有無や進行状態を調べることができるものです(図23)。

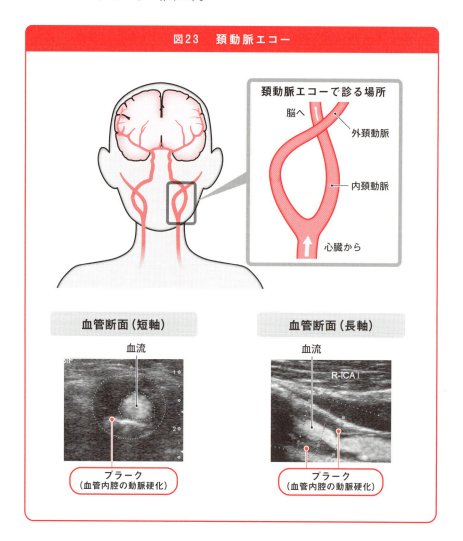

幸子さん 頸動脈エコーでどのようなことがわかるのか、もう少し詳しく教えてください。

Dr. 森本 頸動脈は動脈硬化がよく起こる場所であり、頸部は心臓から脳へとつながる血管の通り道です。

また、頸動脈はとても太い動脈なので動脈硬化を検査することはイコール、全身の動脈硬化の進行を把握できるということになります。

ここが詰まりかけていたら脳梗塞を起こすリスクが極めて高いということになりますので、治療を検討します。

和夫さん ちょっとネットで調べてみたんですが、脳ドックの値段もさまざまですね。

だいたい4万～6万円というところが多いのですが、中には2万円以下というところもあります。できるだけ安いところのほうがいいとは思いますが……。

幸子さん 安すぎるのもどうかと思いますよ。安かろう、悪かろうなんじゃないですか？

Dr. 森本 必ずしもそうとはいえません。安価でもMRIとMRAをきちんと撮ってもらえる施設であれば、悪くはないと思います。

ただ、**MRIの性能が1.5T（テスラ）以上の機械**で検査したほうが、より詳細に病変を検出できます。

また、もう1つ大事なのは、脳ドックで異常があった患者さんに対する対応です。

そうした意味では脳梗塞に力を入れている脳神経外科があることが理想です。また、それがなくても、そうした医療機関をきちんと紹介してくれるドックであればいい

と思います。

こうした点を踏まえ、値段が高い、安いというよりは、やはり内容をまず優先していただいたほうがよいと思います。

幸子さん　でも、どうやって選べばいいかがわかりません。

Dr. 森本　日本脳ドック学会では、脳ドックにおけるガイドライン（指針）を定めています。

また、学会の認定制度があり、ガイドラインに従った脳ドックの検査体制が整い、健診の実績がある施設を「学会認定施設」として認めています。

認定施設は全国にあり、ホームページで探すことができます（日本脳ドック学会　http://jbds.jp/）。

一方、脳ドック学会に所属していない施設でも、条件が備わっていれば問題はないと思いますので、普段から診療を受けている地域のかかりつけ医の先生などに相談するのもよい方法ですね。

28 脳ドックで認知症と脳卒中が予知できるのか

幸子さん せっかく高いお金を払って診てもらうのですから、いろいろ脳のことを調べてほしいものですよね。
脳ドックを受ければ、認知症かどうかもわかるのでしょうか？

Dr. 森本 認知症の兆候の1つが脳の萎縮なので、MRI検査で確認はできます。
しかし、「萎縮があるから認知症なのか？」といえば、決してそうではありません。萎縮の原因の1つは神経細胞の減少といわれています。年をとると皮膚のシワが増えるように、脳も年をとるに連れて少しずつ萎縮していきます。
一般的にいうと、30歳くらいから軽い脳の萎縮が始まり、60～65歳くらいから肉眼的に萎縮が明らかになっていくので、萎縮していても年相応であれば問題はないわけです。
中には、萎縮が年齢より進んでいる方も見られますが、問題があるのは病的な萎縮です。

幸子さん でも、年齢より萎縮が進んでいるといわれたら、不安になりますよね。

Dr. 森本　それは、やはり医師がいいっ放しであることが一番の問題ですよね。現状で物忘れなどの症状がなければ、必要以上に心配することはなく、定期的に経過観察をすることが第一です。
　　　　それでもご本人が心配されていたり、「そういえば物忘れが、最近気になる」といった場合は、SPECTやPETなど、脳の血流分布を詳しく調べる検査を追加でおすすめすることになりますし、必要に応じて物忘れの専門的な検査を実施します。

幸子さん　認知症の予防法も、最近いろいろわかってきていますよね。テレビなどで、運動がいいとか、お料理をするのがいいとかいろいろ聞いています。

Dr. 森本　そうですね。認知症については、セルフケアのエビデンスというのもいろいろ出てきています。たとえば、**「できるだけ人と接する」**とか、**「億劫がらずにマメに行動する」**といったことですので、ぜひ積極的に実行してください。
　　　　同時に主治医のアドバイスに従って、経過観察をしていくことがすごく大事だと思います。

和夫さん　そういえば、脳ドックで偶然、脳腫瘍が見つかったという知り合いもいたなあ。

Dr. 森本　それは早期発見という意味で非常によかったと思いますよ。ほかにも、脳ドックで見つかる病気には、くも膜下出血の原因となる脳動脈瘤、先天異常の一種で脳出血やくも膜下出血のリスクとなる脳動静脈奇形、脳内に異常な細い動脈が無数につくられ、脳血流の不足や脳梗塞の

引き金となる「もやもや病」などがあります。

しかし、先ほどお話したように、たとえ脳の萎縮が見つかった場合でも、必ずしも認知症とは限らないですし、他の画像についても、さらに詳細な検査が必要な場合が少なくありません。

逆に、**脳ドックにもわからないことはあります**。

脳ドックのMRAで見える血管は1ミリ以上のものです。脳には1ミリ以下の細い血管もたくさんあります。

しかし、その部分に狭窄が起こっていたとしても写らないのです。

和夫さん 脳ドックで何でもわかるというわけではないんですね。

Dr. 森本 詳しいことは後でご説明しますが、特に疾患の多い脳卒中に限っていえば、脳ドックによってはっきりわかることは、原因が太い血管に関与する「大きな梗塞が起こる危険性」と、動脈瘤破裂による「くも膜下出血の危険性」の2つで、これらを防ぐための治療法はほぼ確立しています。

逆にいえば、画像自体にあらわれないものもあるということです。

実際のところ、**脳ドックで予知できる脳卒中は全体の3割くらい**です。

脳梗塞に限っていえば、脳ドックで予知できるのは、アテローム血栓性脳梗塞の原因となる脳の主要血管の閉塞や狭窄だけなので、多く見ても3割弱です。

こうした現実も知った上で、賢く利用することが大事なのです。

29 脳梗塞が見つかったらどうするのか

幸子さん 脳ドックで隠れ脳梗塞が見つかったら、病院ではどのような治療をするのでしょうか？

Dr. 森本 梗塞の数や広がりはさまざまですので、その方によって対策は異なります。

和夫さん ああ、すべての人に治療が必要ということにはならないんですね。

Dr. 森本 何度もいうように、脳梗塞はある日突然、意識を失って倒れるため、「予告なしに起こる病」という印象が強いのですが、決してそういう人ばかりではありません。

高血圧や糖尿病などの影響により動脈硬化が進行することで徐々に脳の血管が狭くなり、まず数ミリ程度の微小な無症候性脳梗塞がいくつか出現します。そのうちに梗塞の数が増え、脳のあちらこちらに見られるようになって、ついには症状につながる脳梗塞へと発展していく場合もあるのです。

そうした意味で、本格的な脳梗塞を発症する危険が高いと思われるようなラクナ梗塞が多数ある人、主要血管に狭窄が見つかった人には、まず薬による治療を考えます。これが前の項でお話した「大きな脳梗塞を発症する危険

性」に対する対処法ですね。

具体的にはアスピリンなどの抗血小板薬（血栓ができるのを抑える薬）で、血液をサラサラにして、血栓をできにくくしてあげるということです。

一方、無症候性脳梗塞については、加齢の影響で年をとればかなりの頻度で見つかります。数が少なく、血管自体がきれいな画像であれば、発症リスクは低いと判断されます。

このような場合は、経過観察ということになり、場合によっては画像検査も数年に1回程度で大丈夫です。

幸子さん 小さな梗塞は「脳のしみのようなもの」とおっしゃっていましたね。ある程度、年をとってくると避けられないということですね。

Dr. 森本 そうですね。若い方の場合、このような小さな梗塞が見つかるのは、年齢に比べて血管の老化が進行しているサインということになります。

こうしたケースも含め、**隠れ脳梗塞が見つかった場合は、薬よりも、まず生活習慣の改善を徹底して行うことが大事**なのです。

高血圧や糖尿病など、動脈硬化を促進する要因を改善することが大事で、食事管理や運動などが欠かせないものになってきます。また、何度もいうようですが、禁煙は絶対ですし、過度な飲酒、ストレスにも注意が必要です。

和夫さん でも、症状が出ていないと、どうしても切迫感がないというか……。食事制限とか運動というのも、わかっていてもなかなかできることではありませんからね。

Dr. 森本	しかし、実際に発作が起これば後遺症などで苦しむことになります。また、何より無症候性脳梗塞が進行して細い血管がどんどん詰まっていくと、認知症も起こりやすくなるというのが怖いところです。 ですから、無症候性脳梗塞が見つかったら、いい機会ととらえて、ぜひ前向きに発症予防の対策を実践していただきたいのです。生活習慣を改善すると、明らかに動脈硬化の進行がゆるやかになります。 これによって同じく血管の病気である心筋梗塞の発症も予防できますし、血圧や血糖値なども下がります。運動をすれば肥満も解消するのでいいことずくめです。
幸子さん	ところで、脳ドックでは未破裂動脈瘤が発見されることも多いですよね。 手術が必要な場合もあると思いますが、こちらも脳ドックを受けた病院で対処、もしくは専門の病院を紹介してもらえるんでしょうか？
Dr. 森本	きちんとした施設を選べば大丈夫です。ただし、**未破裂動脈瘤には経過観察が必要なものも多く**、いきなり手術をすすめるような病院には疑問を感じます。 また、先ほどからお話しているように、**無症候性脳梗塞については、生活療法が中心となります**ので、ていねいに指導をしてくれる医師にかかるのがいいですから、そうした意味でも施設選びはとても重要ですね。

30 脳ドックで予知できる脳卒中は3割

幸子さん 1ミリ以下の細い血管は脳ドックのMRAでは写らないということでしたが、それは、脳ドックでも予知できない脳梗塞があるということですね。

Dr. 森本 はい。繰り返しになりますが、脳ドックで予知できる脳卒中の病気は脳卒中全体の3割程度です。
残念ながら脳ドックですべての異常を予知できるわけではありません。

和夫さん では、どのようなものであれば予知できるのですか？

Dr. 森本 あらためて脳卒中の分類をおさらいしましょう。
脳卒中は大きく脳梗塞、脳出血、くも膜下出血に分けることができます（22ページ図3参照）。発症率でいうと、脳梗塞約7割、脳出血約2割、くも膜下出血約1割となります。脳ドックで予知できるのは、MRAで写る太い血管に異常所見がある病気です。たとえば、**くも膜下出血の原因となる脳動脈瘤は太い血管にできるので、MRAで診断がつきます。**
この検査で異常がなければ、「まず、あなたはくも膜下出血にはならないでしょう」とはっきり断言できます。
脳梗塞では、MRAにおいて頚部や頭の太い血管にシビ

アな狭窄が見つかった場合は、近い将来「アテローム血栓性脳梗塞」を起こすリスクが高いので、薬物治療などを実施し、場合によってはバイパス手術や血管を拡張するステント留置術を行う場合もあります（図24）。

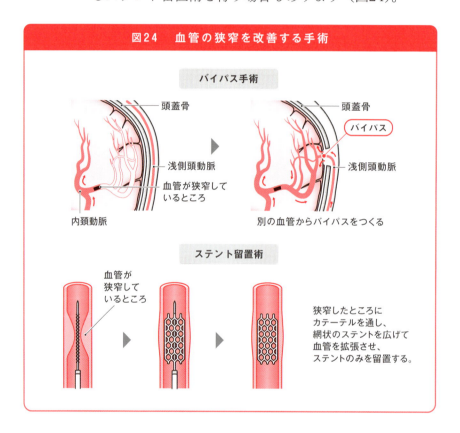

和夫さん　アテローム血栓性脳梗塞は脳梗塞のうち、どのくらいの割合を占めるのでしたっけ？

Dr.森本　脳梗塞のうちの約３割ですが、日本人に増えているタイプですね。残りがラクナ梗塞で約４割、不整脈など心臓

の問題で起こる心原性脳梗塞が約3割です。

先ほどお話したように、無症候性ラクナ脳梗塞は脳ドックで見つかりますが、ラクナ梗塞の原因となる細い脳動脈はMRAで見えないので、今後、新しいラクナ梗塞がいつ、どこに起こるかは予測できないのが現状です。

また、心原性脳梗塞は心臓から突然、血栓が飛んできて脳血管が詰まるものなので、「脳ドックで正常」といわれても、明日起こるかもしれないのです。

また、脳出血についても触れておきますが、くも膜下出血とは対照的に、残念ながら脳出血は脳内の微小血管の出血によるもので、ラクナ梗塞と同様に、原因となる血管がMRAで見えないので、予知が困難です。

幸子さん ちょっとがっかりしちゃったわ。

Dr. 森本 そうともいえませんよ。脳卒中の患者さんは年間約130万人といわれていますから、3割の人が脳ドックで予知できれば、このうちの3割に相当する約40万人を救うことができます。

ですから、脳ドックの限界を知り、賢く利用することこそが、脳梗塞を含む脳卒中から身を守るために大事なのです。具体的には、脳ドックを受けた上で、何か異常があった場合、治療できるものについてはきちんとこれを行う。異常があっても具体的な医療治療法がない場合は、生活習慣の改善など予防策をするのがよいということです。これによって脳梗塞のリスクは減ります。

例えば、これは世界的に知られていることですが、国際線のパイロットは認知症になりやすいのです。これはタ

イムラグ（時差）によってホルモンの分泌バランスが乱れ、脳に負荷がかかるためと考えられていますが、規則正しい生活が脳にストレスをかけないために大事であるといういい方もできます。

ですから、脳ドックで異常が発見されなくても、普段から脳梗塞の予防対策を意識することが大事なのです。

自分の健康状態を把握し、もし生活習慣病など、脳梗塞のリスクが見つかったら、薬や生活の改善によって治す。こうして危険因子を減らしていくことで、脳梗塞を含む脳卒中の発症はかなりの部分が防げるはずですし、認知症のリスク軽減にもつながるのです。

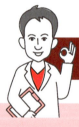

本章のまとめ

- 脳ドックで予知できる脳卒中は約3割
- 40代になったら脳血管の老化の程度を調べるべき
- MRIとMRAは放射線を利用しない
- 1.5T（テスラ）以上のMRI装置で検査するのがよい
- くも膜下出血は脳ドックで予防できる
- ラクナ梗塞の多さは血管の老化の進行なので要注意

第 5 章

脳梗塞を予防しよう

この章では……

　本書の最後は、脳梗塞の予防法として、日々の生活に取り入れていただきたいことを紹介します。脳梗塞の最も大きな原因となるのは生活習慣病です。ここではその対策として、忙しい生活の中でも無理なく取り入れられる食事の仕方、運動のコツを紹介します。このほか、脳梗塞予防として注意したい脱水対策、ストレスや疲労を改善するために推奨したい呼吸法などもあります。また、薬の正しい使い方などについても触れていきます。

登場人物

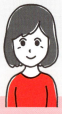

幸子さん
40代主婦。健診で大きな病気を指摘されたことはないが、50代を前にして健康に注意しなければと意識しはじめ、普段から食事や運動などに気をつけている。

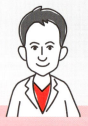

Dr. 森本
森本将史先生（横浜新都市脳神経外科病院院長）。脳血管障害治療のエキスパート。脳卒中の予防策としてライフスタイルの改善にも積極的に取り組んでいる。

和夫さん
50代会社員。健診で血圧が高めといわれているが、生活には無頓着。周囲には脳梗塞で倒れた人が複数いて、自分も脳梗塞を起こさないだろうかと少し心配になっている。

31 脳梗塞にならないために血圧を意識する

幸子さん 森本先生のお話ですと、脳梗塞の予防は脳ドックだけでは不十分で、生活習慣病にならないことが大事ということでしたね。

Dr. 森本 はい、そうです。私がいつも公開講座で申し上げているのは、**「脳梗塞を含む脳卒中の予防に王道なし」**ということです。

脳ドックの検査で大丈夫だったから「OK」ということではなく、日々の生活の中で脳梗塞のリスクをできるだけ避けていただきたいのです。

和夫さん 生活習慣病の予防とよくいわれますが、今いちピンと来なくて……。

健康診断で「血圧が高め」といわれても、症状がないので、ついつい放置してしまうんですよ。

Dr. 森本 では、生活習慣病対策について、できるだけシンプルに説明しますね。

　まず、脳梗塞予防に関して注意したい生活習慣病は「高血圧・糖尿病・脂質異常症」の3つです。理由については、第1章で説明した通りです。

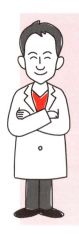
　特に高血圧は最重要のリスクになりますので、やや高めであっても注意が必要です。
　すごく高い場合は病院に行って医師の指示のもと、降圧薬などを使うことになると思います。
「薬を飲んだほうがいい」といわれると、「薬を飲み出したら、一生やめられないから嫌だ」という人がけっこういますが、飲まないまま明らかに病気を発症するリスクが高い状態を放置しておくのは非常に危険です。

幸子さん　1つ疑問なのですが、脳梗塞で血流が悪化しているのだったら、血圧は低いよりはむしろ高いほうがいいのではないでしょうか？

Dr. 森本　多くの方からそのようにいわれます。これについては誤解をしている方が多いんですが、実は血圧が高い状態が続くと血管壁への圧が強くなり、血管壁がこの圧に負けないように徐々に分厚く、硬くなっていきます。その結

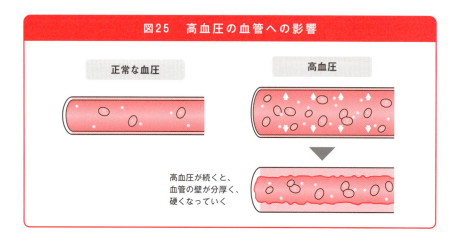

図25　高血圧の血管への影響

	果、内腔がどんどん狭くなり、血液が流れにくくなってしまうのです（前ページ図25）。
和夫さん	よくわかりました。私もちゃんと病院で診てもらって、必要だったら治療をしたいと思います。
Dr. 森本	今は、副作用が少ない薬がいろいろ出ていますし、服用回数も少なくすむので、早めに服薬を開始することも一考だと思います。 一方、治療が必要なほどではない場合、自分で血圧を意識することがポイントになります。家庭で毎日血圧を測定することがその1つです。
幸子さん	確かに病院に行くほどではないけれど、「高め」という人が一番要注意かもしれませんね。
Dr. 森本	そうなのです。血圧は高くても症状にあらわれません。一方、血圧は食事や体重やストレスなどで変動します。夜は低くても朝は高い場合もありますから、健康診断で「やや高め」といわれたら、自分で血圧管理をすることが大事です。
和夫さん	血圧計を買って家で測るということですか？
Dr. 森本	ぜひ、おすすめします。今は安価でも高性能なものがたくさん出ています。正確性は医療用にはおよびませんが、おおまかな血圧はわかります。 毎日、測定する習慣をつけることで高血圧を予防しようとする意識が働きますし、非常に効果的ですよ。 病院で血圧治療を行っている場合も、家庭で血圧を測ることで飲んでいる薬がちゃんと効いているかなどが確認できます。

　　　　　　なお、測定は、毎日決まった時間に測る習慣をつけましょう。できれば、安静時に最低2回測ることが理想的です。
幸子さん　どうして2回必要なんですか？
Dr. 森本　1回目は高い数値になりがちなので、深呼吸してリラックスしてから数分置いてもう1回測定することをおすすめしています。

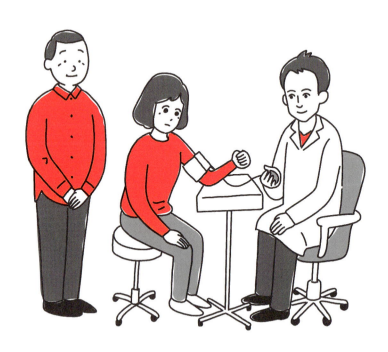

32 食事管理や運動は脳梗塞予防に効果的

幸子さん 生活習慣病の予防策として、食事や運動が大切といわれていますが、具体的にはどのようにすればいいのでしょうか？

和夫さん 食生活が大事というのはわかっているんですが、実際に何をどうしたらいいかよくわからないのですが……。
また、ダイエットを始めても長続きしなくて、結局リバウンドしてしまったりして……。意志が弱いんですよね。

Dr. 森本 いえいえ、これといった症状がないのに予防対策がしっかりできる人はなかなかいませんよ。それに、働き盛りの世代は忙しいですからね。
まずはできることから始めましょう。
私が患者さんにアドバイスしていることを紹介しておきますね。

　最初は、まず食事のバランスを意識しましょう。
　働き盛りの方は特に外食が多くなると思いますが、ファストフードやコンビニ食だと、どうしても糖質、脂質が多くなります。
　ときどきは定食屋にする、コンビニ食であっても和食

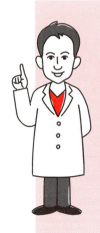

のお弁当にサラダを加えたメニューにする、お弁当のメインを肉だけでなく、魚のものにするなどで、ずいぶん変わってきます。

また、夜のつき合いで飲みすぎ、食べすぎということもあると思います。

そんな日は翌日の食事を軽めにしておき、食べる量を調整するのです。もちろん、おおまかで構いません。

私自身も外食が多いので、1〜2日単位で調整しています。

和夫さん なるほど、バランスをよくするくらいだったら、私にも今日からできそうです。

今日は早速、魚料理ですね。でも、体重は減らさなくていいんでしょうか？

Dr. 森本 肥満の人は、もちろん摂取カロリーを減らして体重を減らすことが大事です。それによって血圧や血糖値も安定しますからね。

でも、いきなりダイエットをやろうとすると、和夫さんがおっしゃっていたように、食事量をぐんと減らしたりしがちで、長く続きません。

ですから、まずは今よりも体重を増やさないことを心がけてください。

これは簡単なようで実は意外と難しいのですよ。

コツは、毎日体重計に乗ること。ちょっとでも増えていたら食事量を全体的に少し減らします。余裕が出てきたら標準体重を目指して、食事量を減らしていくといいで

しょう。

その際の食事量のコントロール法はさまざまな書物に記載されていますので、ここでは詳しくは述べませんが、無理なくということでやっていけばうまくいくことが多いと思います。

幸子さん 運動もなかなか長続きしませんね。

スポーツジムに通っていたんですが、だんだん行かなくなってきて、会費だけが引き落とされているような状態でした。

Dr. 森本 運動はスポーツクラブに行くよりも、できるだけ生活の中に組み込んだほうがうまくいきます。

バスに乗らずに駅まで歩く、エスカレーターを使わずに階段を昇り降りするといったことで、知らぬ間に運動量は稼げています。

さらに時間があれば週に2回くらい、ウォーキングや水泳など、脂肪を効果的に減らす有酸素運動をする時間をとるようにすると、さらに効果的だと思います。

また、食事や運動の効果を確認するために、かかりつけ医で定期的に血液検査を受けましょう。

今、体に問題がない人は地域の健診でもいいと思います。血圧や血糖の数値がよくなってくると、「よし、この調子で頑張ろう」とモチベーションが上がってきますよ。

33 脳梗塞予防に水分補給は不可欠

Dr.森本 脳梗塞の予防対策として、覚えておいていただきたいことがまだあります。その1つが水分摂取を欠かさないことです。

幸子さん 水分と脳梗塞ってピンと来ませんが……。

Dr.森本 サウナで倒れ、救急車で運ばれたら、脳梗塞を発症していた……。

このような話を聞いたことはありませんか？

実は体が脱水症状におちいると血液が固まりやすく、ドロドロの状態になってしまいます。

その結果、血管が詰まりやすくなり、脳梗塞を発症しやすいのです。

ですから、水分摂取はものすごく大事ですし、不足すると命に関わるので、食事、運動に加えて、ぜひ習慣にしてほしいことなのです。

幸子さん でも、脱水の兆候というのは自分ではわかりにくいですよね。

のどが渇いてからようやく水を飲むという感じではないでしょうか……。

Dr.森本 そうなのです。それどころか、夢中になっているとのど

の渇き自体を自覚しにくくなります。

私もそうですが、長い手術になると何も飲まない状態が長時間続きます。それでも、集中しているとまったくのどの渇きを自覚しません。日ごろ、多忙な方も同じだと思います。

また、高齢者の場合、自律神経の働きが鈍くなっているために、のどの渇きを感じにくくなっています。

和夫さん でも、脱水というのはのどが渇いてから摂取するのでは遅すぎるのですよね。

Dr.森本 だからこそ、こまめに定期的に水分補給をすることが大事なのです。

幸子さん 脱水といえば、よく梅雨時から夏に起こりやすいといわれますよね？

だとすると、脳梗塞は夏に起こることもけっこうあるのでしょうか？

和夫さん 脳梗塞は、どっちかっていうと、寒い冬に多いというイメージですけどね。

Dr.森本 季節を問わず、1年中患者さんがやってこられますが、夏の発生件数はけっこうありますよ。

国立循環器病研究センターの調査があるんですが、それによると、脳梗塞に限っては夏の発生が多いというデータが得られています。

背景には、やはり脱水の問題があるでしょう。高齢者はエアコンを使わない方が多く、毎年、熱中症で運ばれるケースが後を絶ちません。

幸子さん 水分は1日どのくらい摂ればいいのですか？

　　　　　モデルさんなんかは、１日２リットルも摂取する人がいるそうですよ。
Dr. 森本　どのくらい摂ればいいという決まった数字はないのですが、**のどが渇く前にちょっとずつ摂る**という形がいいのではないでしょうか。
　　　　　また、サウナに行ったときのお風呂の前や、運動中は必ず摂るようにしたいですね。
　　　　　水分を十分に摂ることで細胞の新陳代謝（入れ替わり）も促され、血流もよくなります。
　　　　　冬は寒くて、冷たい水は飲みにくいという場合は、白湯や温かいお茶でいいのです。
　　　　　ただ、心不全の方は水を飲みすぎるとむくみが起こり、うっ血から呼吸困難を起こしてしまいますので、飲みすぎないことです。心不全の患者さんは主治医の指示に従ってください。
和夫さん　お酒はどうですか？
　　　　　ダメ元で聞くんですが、お酒を飲むと水分補給にはなりませんか？
Dr. 森本　冷たいビールはのどの渇きはうるおしてくれますが、残念ながら水分の代わりにはなりませんね。
　　　　　「お酒が水代わりだ」なんていう人もいますが、普通の飲料とお酒とではその性質が違います。
　　　　　それどころか、**お酒は脱水を引き起こす原因**になってしまいます。
　　　　　なぜなら、アルコールそのものに利尿作用があるため、尿量が多くなるからです。特に夏のビールは危険ですね。

また、アルコールの成分で酔いを引き起こすアセトアルデヒドは、体内で分解される際、水分を必要とすることも脱水を引き起こしやすい理由です。

もちろん、だからといって「禁酒しなさい」ということではありません。

お酒を飲むときは水も一緒に隣において、ビール1杯飲んだらコップ1杯の水を飲むというように、一緒に水分を摂ることで脱水を避けることができます。

和夫さん 寝る前にも水は飲んだほうがいいのですか？

Dr. 森本 睡眠中は脱水症状が起こりやすいので、飲んだほうがいいです。

トイレが近くて水分を控えている方は枕元などに置いて、朝、起きたらすぐに飲むようにするといいでしょう。

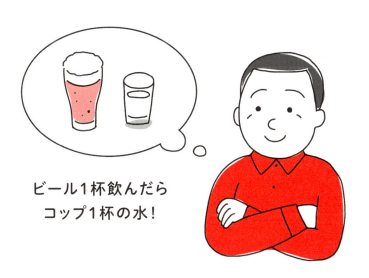

ビール1杯飲んだら
コップ1杯の水！

第5章 脳梗塞を予防しよう

34 自律神経のバランスを意識しよう

Dr. 森本 脳梗塞の予防として、水分摂取に加えて、さらに自律神経のバランスを整えることを提唱しています。

幸子さん 自律神経のバランス？ 水分補給以上にピンと来ないのですが……。

Dr. 森本 脳梗塞で運ばれてくる患者さんの中には、直近の健診では血圧や血糖値などに問題がなく、いわゆる「健康体」といわれていた人が珍しくありません。

しかし、こうした人を診ると実際にはすごく疲弊しています。話を聞くと、仕事や介護などで忙しく、心身ともにストレスが続いている人がほとんどです。

このような人たちは実は大勢います。私も幸子さんも和夫さんも、他人事ではないでしょう。

では、どうやったら心身のストレスを減らすことができるのか……。その方法としてキーワードになるのが「自律神経のバランス」なのです。

和夫さん ぜひ詳しく教えてください。

Dr. 森本 わかりました。ではその前にまず、自律神経について少しおさらいをしてみましょう。

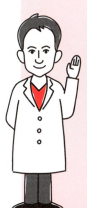

　人間が生きていくためのありとあらゆる心身の機能を無意識のうちに調整してくれるのが自律神経で、全身の臓器に作用しています。

　自律神経には、交感神経と副交感神経があり、このうち交感神経は体が活動しているときや日中に活発になる神経です。一方、副交感神経は安静時やリラックス時などに活発になる神経です。

　この2つは真逆な働きをしており、両者はシーソーのような関係です（図26）。本来それぞれがバランスよく働くべきときに働くことで体の調子が保たれます。

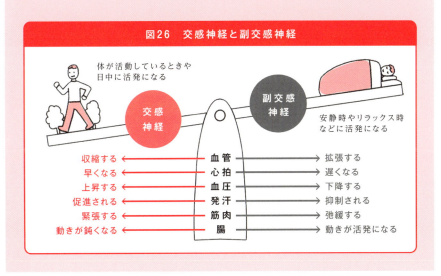

図26　交感神経と副交感神経

和夫さん　よくわかりました。
Dr.森本　ストレスや疲労がある人というのは、常に脳が緊張しているために、夜間になっても交感神経がずっと優位に働いています。このため、なかなか眠ることができなかっ

たり、心臓がドキドキして不快になったりという症状があらわれやすくなるのです。

交感神経の過緊張が過剰になると血圧が上がることも明らかになっています。コレステロール値や血糖値が上昇するという報告もあります。

一見、健康に見える人もストレスや疲労が続くと、体でこのような異変が起こっているということなのです。

幸子さん　自律神経のバランスを整えるために、具体的には何をやればいいのでしょうか？

Dr. 森本　さまざまな方法が提唱されていますが、誰にでもすぐできる簡単な方法として、私がおすすめしているのは「呼吸法」「ストレッチ」「よい姿勢を心がける」の３つです。

和夫さん　なぜこれらがおすすめなのでしょうか？

Dr. 森本　まず、交感神経が過緊張の場合には、副交感神経の働きを優位にしてあげなければいけません。深く息を吸ってゆっくりと吐く呼吸をしていると、心拍数が減ってきて、徐々にリラックスモードになります。これは副交感神経が働き出している証拠です。

ストレッチにも同様の効果があります。マッサージされていると眠くなることって多いですよね。筋緊張を呼吸と一緒にゆるめることも副交感神経を優位にします。

「よい姿勢」というのは意外かもしれませんが、全身の臓器をめぐっている自律神経の中心は、脳の底から伸びている神経の固まりである脊髄です。

脊髄は背骨の中を通っており、この脊髄の機能をしっかり働かせるために、よい姿勢でいることはとても重要だ

と考えています。

幸子さん ヨガなどもいいのですか？

Dr. 森本 すごくいいと思います。ほかにも、先の３つを満たしてくれるようなリラックスできる、気持ちがいいというものだったら、いろいろ試してみるといいですね。

前述した若い脳梗塞患者さんに共通しているのは、毎日が多忙でストレスフルな生活をしていたということです。生活習慣病対策として紹介した運動にも、自律神経を整える働きがあります。

運動には、脳の活性物質であるドーパミンを分泌させる効果があることもわかっています。

「体の状態を整える」ことが自律神経の「バランスを整える」ことにつながるということです。

そして何より大事なのは、自分で自分を変えようとする気持ち、行動だと思います。すべてを医療、**薬に頼るのではなく、自分の生活や自分の体へのケアを見直すことが大事**ではないでしょうか。

35 薬に頼りすぎないことがこれからは大切

幸子さん 森本先生のおっしゃっている「薬に頼りすぎないほうがいい」ということについてですが、これにはすごく興味があります。
私自身、薬には抵抗があるんですよ。

Dr. 森本 もちろん、先ほども高血圧の例で申し上げた通り、必要な場合にはきちんと薬を飲んでいただくことが大事なのです。
一方、患者さんを診ていますと、「薬を飲んでいるから、何を食べても大丈夫。お酒もたくさん飲む」という考え方になってしまうことがあって、本当の意味で病気の予防、治癒ということができないのですね。

和夫さん 確かに両極端かもしれませんね。暴飲暴食をしながら胃薬を手放せない人もいっぱいいますが、反面、血圧の薬を飲んでいるけれど、一生懸命、食事や運動を頑張っている同僚がいます。
彼は血圧の薬は継続して飲んではいるんですが、肥満が解消して、高めだった血糖値が正常になったと喜んでいましたね。

Dr. 森本 まさにそれなんです。薬に頼りすぎずに、**自分で「どう**

やったら健康になれるか」を考えて生活する**。それが食事の改善や運動にも取り組むことにつながり、その結果として肥満も解消され、血糖値が改善するのです。

こうなれば、結果的に脳梗塞になる心配が大きく減るわけです。

実は「**チュージング・ワイズリー(Choosing Wisely)**」という言葉があります。

これは**患者さんにとって真に必要で、副作用の少ない医療を受けるために、医療者と患者がコミュニケーションをとって賢明な選択を目指す**国際的なキャンペーン活動です。

薬剤の多剤併用（多剤服用）や過剰診断が世界的に問題となる中、日本でも活動が始まっています。

幸子さん　私の母も糖尿病の薬、腰の痛み止め、胃薬とたくさんの薬を飲んでいます。これも多剤併用になるのかもしれませんね。

Dr. 森本　高齢者が薬をたくさん服用した結果、副作用で内臓に障害が出たり、ふらつきや転倒が起きやすくなったりということは、これまでもよくいわれてきました。

この点について、国も問題視しており、厚生労働省は2017年に、今後取り組むべき課題の１つに「高齢者の多剤服用に関する情報収集とガイドラインの作成」を挙げています。

今後、必要な薬を厳選して処方する流れになっていくのではないかと思われます。

和夫さん　先生ご自身も、薬はできるだけ出さないようにしている

のですか？

Dr. 森本 そうですね。実は頭痛やめまいなどの症状から脳の病気を心配して一般外来にやってくる患者さんのうち、実際に脳梗塞などの異常が見つかる人は1割もいません。いわゆる慢性頭痛や原因不明のめまいなどに対して、多くの病院では頭痛薬やめまいの薬を処方するケースが多いと思いますが、当院では薬は必要最小限にお出しし、症状がよくなってきたら、まずは生活習慣の改善をすすめます。

それは先ほど脳梗塞の予防のところでいいました、食事、運動、水分摂取、さらに自律神経のバランスを整えることですね。

特に最近は運動不足の人が多いので、できるだけ体を動かすということをしてもらいます。

病院で治してもらうのではなく、自分で体をケアするということが病気を遠ざけるのだというお話も時間の許す限りさせてもらっています。

その結果、「毎日、運動をしていたら調子がよくなってきました」という具合に、体調がよくなっていくケースが増えているのです。

幸子さん それは理想的ですね。

Dr. 森本 これからはチュージング・ワイズリーの考え方と同時に、**「キュア（Cure＝治す）」から「ケア（Care＝予防）」の時代**になっていくでしょう。

脳梗塞も例外ではなく、予防が大事といっているのはこうした背景もあるのです。

和夫さん	これまでは病気になってから治療をすればいいと思っていたけれど、考え方を改めました。
幸子さん	早速、今日から体にいい生活を始めてみます。
Dr. 森本	そう考えていただけると、とてもありがたいです。
2 人	先生、いろいろありがとうございました。

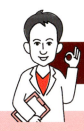

本章のまとめ

- 脳梗塞予防に王道はなく、日常生活の管理が大切
- 生活習慣病の予防が脳梗塞の予防につながる
- ストレス、疲労、自律神経失調も脳梗塞の原因
- 自律神経失調(交感神経亢進)は血圧上昇を招く
- 薬に依存せずに、身体のケアを習慣化することも脳梗塞予防になる

おわりに

　本書で紹介してきたように、脳梗塞の予防は決して難しいものではありません。

　生活習慣の改善といってもすべてを大きく変える必要はなく、食事をするときにちょっとだけバランスや量にこだわる、すき間時間をつくって運動をするなど、それほど手間をかけずにできることばかりです。

　日々のちょっとした努力でも積み重ねて習慣にすれば、大きな効果につながります。続けていくうちに脳梗塞の温床となる肥満が改善し、血圧や血糖値もよくなっていくでしょう。

　これに加えて、定期的な脳ドックを受けること、万が一のときのために「かかりつけ脳神経外科医」を持ち、適切な治療をしてくれる搬送先を調べておくことが、みなさんの体を脳梗塞から守ってくれます。

　「なぜ何も兆候がないのに予防？」「病気になってから医療を受ければいいのでは？」という考え方もあるでしょう。

　しかしながら、脳梗塞は一般的な風邪などとは違います。冒頭でお話したように、発症して命を取りとめたとしても、人生が180度変わってしまうことがある怖い病気なのです。

　また、寝たきりになったり、認知症になりやすくなったりする大きな原因が脳梗塞であるという衝撃的な事実があります。

本書の最終章で「CureからCareの時代へ」と申し上げましたが、今こそ「自分の体は自分で守る」という意識が大切ではないかと思います。
　年をとっても生き生きと生活を楽しむためには、健康寿命を伸ばすことです。自分らしく健康年齢を重ねることが大事なのです。
　本書をきっかけに、これまでの生活をちょっと変えてみようと思っていただければ、これほどうれしいことはありません。

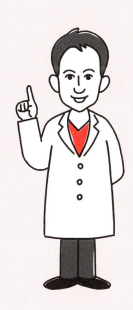

読みやすい、わかりやすい 脳梗塞（のうこうそく）35の重要（じゅうよう）ポイント

2019年4月17日　初版第1刷
2021年11月12日　第2刷

著　　者　　　　　　　森本将史（もりもとまさふみ）
発 行 者　　　　　　　松島一樹
発 行 所　　　　　　　現代書林
　　　　　　　　　　〒162-0053　東京都新宿区原町3-61　桂ビル
　　　　　　　　　　TEL／代表　03(3205)8384
　　　　　　　　　　振替00140-7-42905
　　　　　　　　　　http://www.gendaishorin.co.jp/

ブックデザイン＋DTP　　　吉崎広明（ベルソグラフィック）
イラスト・図版　　　　　　にしだきょうこ（ベルソグラフィック）
図版（人体）　　　　　　　株式会社ウエイド

印刷・製本　広研印刷㈱　　　　　　　　　　　定価はカバーに
乱丁・落丁本はお取り替えいたします。　　　　表示してあります。

本書の無断複写は著作権法上での特例を除き禁じられています。
購入者以外の第三者による本書のいかなる電子複製も一切認められておりません。

ISBN978-4-7745-1770-4 C0047